JN048565

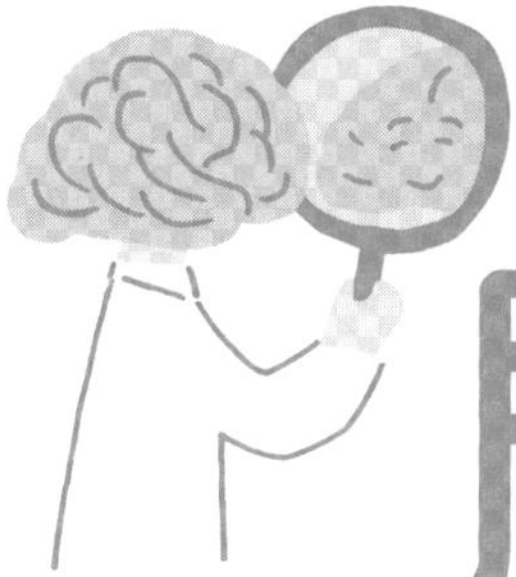

パテカトルの万脳薬

脳はすこぶる快楽主義

池谷裕二

朝日新聞出版

脳はすこぶる快楽主義　パテカトルの万脳薬

はじめに

本書は「週刊朝日」で連載しているエッセイ「パテカトルの万脳薬」を単行本としてまとめたもので、今回が3冊目になります。3冊目となれば、「シリーズ化」と言ってもさしつかえないスタート地点に、ようやく立ったところでしょうか。

エッセイでは、学術論文で発表された最新の科学的発見をピックアップし、私なりにまとめながら紹介しています。シンプルに言えば、私的な科学感想文です。

連載を始めて9年目に入りました。延べ400以上のエッセイを連ねています。毎週原稿の〆切がありますが、一度も休んだことがありません。専門研究の仕事には繁忙と閑暇の波があり、この波に流されずに一定のペースで書き続けるのは、ときに時間的にも身体的にもしんどいこともあります。しかし、連載を休みたいと思ったことはありません。書くのがおもしろいからです。

毎朝その日に出た学術論文を少なくとも100報、普通は200報ほどに目を通しています。プロの科学者として最先端の現場に遅れないためには、この日課は欠かせません。論文すべてを丹念に読むわけではありません。「ざっと目を通す」という表現が適切でしょうか。その中で気になった記事を熟読するというスタイルです。毎朝の新聞チェックと似ています。朝刊には100以上の記事があります。見出しやリード文に目を通しながら、気になる記事を見つけて読み込みます。まさにあれです。学術ウェブサイトには、新聞と同様、新鮮な発見が毎日たくさん掲載されています。その中で神経科学や生命科学に関係した記事を中心に100~200報ほど目を通すのです。

学術論文は、科学者が人生を懸けて取り組んだ実験や調査を発表する場です。論文を一つ仕上げるのに、チームワークで臨んでも、たいていは2~5年かかります。だから、どれ一つとして手を抜いた論文はなく、一報一報それぞれが真剣に書かれ、独自の異彩を放っています。どれもワクワクするような発見ばかりです。

そうしたなかでも、とくに「みなさん、この論文、見て!」と言いたくなるような興味深い発見があります。それを連載エッセイに綴るのです。一週間で延べ1千報以上の論文をチェックしていますから、記事で取り上げられた論文は、上位0・1%に入る、選りすぐりのエリート知見です。

幸運にも私は、こうして週刊誌で自分のコーナーを持ち、自身の「見て見て」欲求を、科学者以外の非専門家に向けて発散する場を持っています。ありがたいことです。連載を続けるのが楽しい理由は、きっと、そうした恵まれた環境にあるのでしょう。

しかし9年続けると、少しずつ心境が変わります。日課と連載の逆転現象と言ったらよいでしょうか。いまは毎朝の論文チェックでおもしろい論文がみつかると、「ラッキー！ 連載のネタをゲット！」と得した気分になるのです。もちろん連載コーナーがなくても、論文チェックは続けていたはずです。それは科学者の仕事ですから。しかし、いまや論文チェックが、職業上の義務感からではなく、エッセイというアウトプットへと続く一連の作業として、私の日常の楽しみの一部となっているのです。

こうした楽しみを安定して続けられるのは、もちろん、それを読んでくださる読者がいるからです。輪廻転生の激しい消費型メディア社会では、読者がいなければ、継続的に執筆の機会をいただくことはできません。本書を手にとっていただける皆さん、そして連載「パテカトルの万脳薬」を読んでくださる読者に、心から感謝します。もちろん私自身も、これからも手を抜かずに、楽しい論文を探しては、皆さんにどしどし紹介してゆくことをお約束します。そんな自然の流れの中で、この単行本が第4弾、第5弾へとシリーズ化できたら、心から嬉しいことです。

最後になりましたが、連載を担当してくださった編集者の金子桂一様、一原知之様、鳴澤大様、前田伸也様、由利英明様に深く感謝を申し上げます。単行本化については、今回も、私の初代担当編集であられた大川恵実様にお世話いただきました。いつも丁寧に作業くださりありがとうございます。

池谷裕二

2020年9月

目次

II 計り知れない脳

III 感性を刺激する

IV 愛の不思議

V 未知なる力

Ⅵ　明日のために

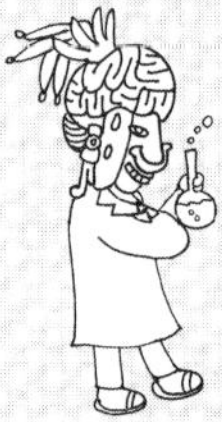

I

だから人は
おもしろい

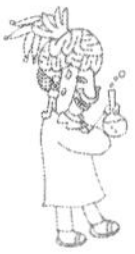

似た者が集うワケ

類は友を呼ぶ――。周囲を見まわせば、たしかに似た者同士が集う傾向があるように思えます。なぜ似た者同士は惹かれ合うのでしょうか。

この疑問には一つの反論がありえます。「似ているから仲間になったのでなく、同じ集団に属すから似てくるのだ」という意見です。確かに仲間同士は、一緒にいる時間だけでなく、情報や行動も共有するので、考え方や好みが似てくるのは間違いありません。しかし、この反論は完璧ではありません。なぜなら次の疑問が説明できないからです。――では、その仲間は、そもそもどのようなきっかけで「仲間」になったのでしょうか。少しでも似ている者同士が当初から相互に惹かれ合っていた、という可能性はないでしょうか。

趣味や信条、あるいは職種が合致していれば、暗黙の前提が共有されます。共通の話題も増えます。だから初対面でも話に花が咲きやすいことでしょう。好きな話で盛りあがるのは楽しいもの。自然な成り行きとして、仲良し集団に発展することもあるでしょう。
さらに、似た者同士は、イベントやインターネット、あるいは店舗や職場など似たような場所に出向く確率が高く、おのずと出会いの機会も多くなります。仲間意識が芽生えやすい条件が整っているのです。
しかし「類は友を呼ぶ」の原理はそれだけでしょうか。たとえば、名前や出身地が同じというだけで仲間意識が生まれるのは、どうしてでしょうか。自分と同じ誕生日の著名人に一方的な親近感を抱いている人も少なくありません。さらに、自分と風貌が似ていても親近感を感じることが知られています。たとえば、金銭トレードゲームでは、自分の顔と似ている人を信用し、より多額を投資します。[1]
つまり、自分と似ている相手に対しては、たとえ見知らぬ他人であっても、無条件に好感を覚えるわけです。この傾向は情報共有や出会いの頻度だけでは説明できません。
別の観点から問いましょう。それでは似た者同士が惹かれ合う「利点」は何でしょうか。
これを問うためには、この心理がいつ頃芽生えるのかという小児心理を追跡するのが一つのアプローチです。マックス・プランク研究所のリヒター博士らは、この観点から研究を進めています。今月の「プロスワン」誌の論文を紹介しましょう。[2]
博士らは、96人の5歳児に対し、写真から好きな顔を選ばせる実験をしました。写真はすべて見知らぬ他人ですが、うち一枚は、画像合成の技術を用いて自分の顔の特徴が50％だけ反映されています。つまり自分に「少し似ている」のです。すると5歳児たちは、自分に似た写真を、他よりも30％ほど高い確率で選びました。

幼児たちは自分に似た人を選ぶように特別に訓練されてはいません。つまり、本能に導かれ、自然と自分に似た人を選ぶわけです。

脳は「未知の危険」に敏感です。状況を把握しきれないと、どこかに危険が潜んでいないかと心配になるものです。たとえば、暗闇の裏道では、どうしようもない不安に駆られます。少しでも見通しのよい場所に行きたいと感じます。「見えない」という状況は恐怖です。

これと同じことで、見知らぬ人に囲まれたときには、少しでも知った顔（たとえば自分の顔）に似ている人と過ごしたいと願うことは、潜在的な危険を回避するための重要な欲求です。つまり「類は友を呼ぶ」は、長い進化の生存戦略として、脳に自然にインストールされた基本仕様なのです。

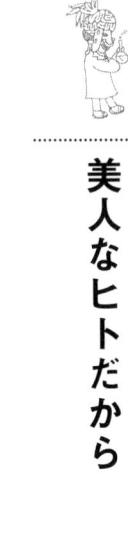

美人なヒトだから

目の前を、スタイル抜群の女性が、センスのよい衣装をなびかせて歩いています。どれほどの美人か気になって仕方ありません。とはいえ、歩調を速めて追い抜きざまに振り返って顔を確認するのは露骨すぎます。もどかしいところです。そんな時は、あちらからやってくる男性たちの視線を見ます。彼らが彼女の顔をどのくらい眺めるかで美人度が推測できます——。子どもの頃にどこかの本で読んだ、いわばジョークでしょうが、このくだりはとても印象に残っています。

人は美男美女が好きです。大好きすぎて「人は見かけで判断してはいけない」とわざわざ諫《いさ》めなくてはならないほどです。だから口では「ヒトは顔ではない」と取り繕ってみせるもののの、いざ、ボタンを押して画面に表示された顔を次々に切り替える実験をすると、美男美女の写真でボタンを押す時間が長くなります。[3・4]

美人を眺める時の脳の活動を記録すると、眼窩前頭皮質《がんかぜんとうひしつ》を含む、報酬系全般が活性化していることがわかります。[5] これらの脳部位は、お金を獲得した時に活性化する部位と同じです。つまり美人を眺めることは「報酬」なのです。一方、ブサイクを見た時には、お金を失った時に活性化する脳部位が活動します。これは「罰」です。あまりに露骨すぎて、もはや言葉を失いますが、しかし、これが脳の語る真実です。

美の基準は何でしょう。たとえば平安時代の絵巻物に描かれた「美男美女」を見ると、現代とは基準が異なるように思えます。時代とともに基準は変化するのでしょうか。ブリストル大学のペントン＝ヴォーク博士らは、艶色、肉感や筋骨隆々といった、いわゆる「女らしさ」や「男らしさ」が社会的価値を持ったのは、比較的最近の時代になってからだと主張します。[6] 博士らは様々な地域の12の民族に対して、何を魅力的に感じるかを調査しています。すると確かに私たちが典型的に感じる美の基準は、欧米スタイルを持つ先進国だけに有効な、きわめて特有な基準であることがわかります。

では、美には絶対的な基準はないのでしょうか。おそらくあるでしょう。有名なところでは、ベルリン国立博物館が所蔵する古代エジプトの王妃ネフェルティティの胸像が挙げられます。きりっとした眉と目、高い鼻や頬骨、艶やかな口唇、細長い首。約３３６０年前に作られた像の特徴は、現代のスーパーモデルにも通じる普遍的な魅力を湛えています。

グラスゴー大学のジョンズ博士は、美の普遍則として、①平均顔、②左右対称、の2点を挙げています。[3]

平均顔が好まれる理由は「流暢性の処理バイアス」です。[7] 平均的な形状は簡単にそれと識別できます。簡単でわかりやすいものは、それ自体好まれる傾向があります。たとえば、汚く殴り書きされた文字よりも、清書された文字が好まれますし、また、同じ物理現象を説明するのでも、難しい数式よりもシンプルな数式で記述される理論が支持を集めます。デパートの地下で売られる野菜や果物も、「平均的」な形状が理想的な商品として高価になります。顔も同じことです。

二つ目の基準「左右対称」も同様で、動物界全般で好まれる傾向があります。対称であることは、遺伝的奇形や感染症がなく、健康に発達した証拠です。繁殖相手として選ぶうえで、「左右対称」を根拠にすることは、生物学的にみても必ずしも間違った戦略ではありません。

美形が好まれることに、こうした生物学的な理由があるとはいえ、当然ながら、ヒト社会ではこれが行き過ぎては問題です。優れた容姿を備えた人は、入社試験で採用される率が高いですし、その後の昇進や昇給でも優遇される傾向があることが知られています。裁判の判決にさえ影響を及ぼします。[8] ヒト社会では、美形は「選択」と「差別」という難しい線引きの問題を浮き彫りにするのです。

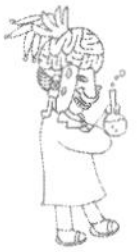

がんになる理由は「不運」だから!?

この世は公平ではありません。理不尽な社会格差や差別はもちろん、事故や災害などの不運も、明確な理由なしに急襲します。

病気についても同じです。今年1月の「サイエンス」誌に、ジョンズ・ホプキンス大学のヴォーゲルスタイン博士らが発表した論文を紹介しましょう。博士らは、31種のがんの発生理由を探り、その70％はただの偶然であることを発表しました。

がんは遺伝子の変異によって生じます。変異の箇所が、たまたま不都合だと、細胞増殖が止まらなくなります。これが「がん」です。

体の細胞が分裂増殖するとき、毎分千個以上の速度でＤＮＡのコピーが作られてゆきます。これほど高速に複写しますから、ときに「写し損じ」が生じます。どこでミスが生じるかはほぼランダムですが、当たり所が悪いとがんになります。

当然、細胞増殖が頻繁に生じている臓器は、がんが発生しやすくなります。たとえば大腸がんは、十二指腸がんの数十倍多く発生します。この差は腸壁細胞の増殖速度の差にほぼ一致します。

ヴォーゲルスタイン博士らは、こうした患者データを精査し、がんの70%が、生活習慣や家族歴ではなく、細胞増殖の際の単なる不運であることを証明しました。喫煙や日焼けは確かにがんのリスクを高めますが、「不運」に比べれば微々たる影響しかありません（だからといって不摂生は推奨しません）。

これは科学的事実として素直に受け入れるしかないのですが、しかし、ヒトの心はそれを許すほど単純ではありません。なぜなら無意識のうちに「公正世界仮説」という心理にとらわれているからです。[10] 世界が必ずしも公平でないことは、誰でも頭では理解していますが、心理的には理不尽な不公平さは認めがたいものです。だから、つい「公正な世界」を前提にものごとを考えてしまいます。これが公正世界仮説です。

この心理は、思いのほか強く、積極的な「理由付け」を導きます。因果応報が歓迎され、「世界が公正である以上、幸も不幸もそれなりの理由があるはずだ」と推測しがちです。

晴れたのは普段の行いが良いから。受験に失敗したのは初詣に行かなかったから――。多かれ少なかれ、こうした推測を働かせた経験があるはずです。徳がある。バチが当たる。結局、成功も失敗も「自ら招いたもの」と当事者の責任に帰着してゆきます。
「良い行為はいずれ報われ、悪い行為は罰される」という因果応報の幻想は、一般的には「だから親切にすべし」「日々努力すべし」と善行を促進する良い効果があるのですが、その一方で、たまたま事件や事故に巻き込まれた被害者については、アラ探しの対象となります。被害に遭うべき理由があったはずだと、不幸を合理化するのです。「そんなに短いスカートをはいていたら痴漢に遭うのは当然だ」「自転車で通勤するから交通事故に遭ったのだ」などという、とんでもない短絡的なこじつけさえ生じ、しばしば差別の元凶にもなります。

病気についても同様です。「日頃の不摂生でがんになったのだ」と、当人はもちろん、周囲も患者を責めることがあります。実際、がんを告知された患者の第一声は、たいてい「どうして私が……」です。がんは不運です。「どうして」と問うこと自体が理不尽で、実際には「私」が選ばれたことに特別な理由はありません。逆に、普段から喫煙や日光浴を好んでいるのにがんにならなかったとしたら、それは体質でも日頃の行いでもなく、単に幸運だっただけのことなのです。

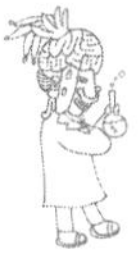

馬鹿正直な不正直

「馬鹿正直」という言葉があります。どうして、馬鹿という悪い意味の単語と、正直という良い意味の単語が連結しうるのでしょう。

「ずる賢い」「小賢しい」という言葉もあります。「賢」というポジティブな漢字が含まれていますが、決して良い意味ではありません。こうした表現が存在することから、「賢明なことは必ずしも良いとは限らない」という世間からの暗黙のメッセージを読み取ることができます。

たしかに、馬鹿正直では、他人を利用したり欺《あざむ》いたりはできません。人を騙すためには相手よりも「賢明」である必要があります。そんな背景から、ともすれば、モラルの低さや不誠実さは、知的能力の高さに由来すると思われがちなのかもしれません。

もちろん、こうした単純な決めつけには慎重な考察が必要です。たとえば、ハーバード大学のジノ博士とデューク大学のアリエリー博士らは「不正直は、知能よりも、むしろ創造力に由来する」と主張します[11]。創造力は不誠実を導くというのです。なんとも逆説的です。

創造性や独創力は、新しいアイデアを生み出したり、問題を上手に解決したりと、有益な効果をもたらします。個人のレベルだけでなく集団や社会のレベルでも同様です。新しい発明や、オリジナリティーの高い商品や、画期的な科学的発見は、創造力があってこそ実を結びます。会社では構成員の「創造力を高める」ためにセミナーや実習などの方策を積極的に講じていることは珍しくありません。つまり、創造力は、広く礼賛される能力です。

その創造力が「誠実さ」を消してしまうとは、一体どういうことでしょうか。ジノ博士らの実験データを紹介していきましょう。

博士らはまず、ある会社に着目しました。その会社には17の異なる部門があります。創造力が要求される部門から、単調な事務作業を行う部門などさまざまです。博士らは、各部門で働く人々の道徳観を調査しました。アンケートの質問は「ペンやティッシュなどの職場の共有品をくすねて私物化したことがあるか」「私的な領収書を会社に提出したことがあるか」「月間リポートで業績を水増し報告したことがあるか」などです。その結果、創造力が求められる職種ほどモラルが低いことがわかりました。

ただしこのデータからは、創造力が原因でモラルが下がったのか、あるいは、その部門の職場の雰囲気がたまたま悪かったのが原因かはわかりません。

そこで博士らは一般人を対象にし、クイズやアンケートを行い、各人の創造力と知能を測定しました。この調査でも、やはり創造力の高い人は、ウソつきが多く、不誠実であることがわかりました。ちなみに、知能指数の高さはモラルの度合いとは無関係でした。

博士らはさらに心理テストを重ね、創造力の高い人は物事を正当化する傾向があることを見いだしました。つまりこういうことです。

①創造力のある人は、その創造力ゆえに、人を欺くための独創的なアイデアをよく思いつく。
②同時に、その反道徳的な行為をとるに値する理由（言い訳）もよく思いつく。
③こうして悪事が、自分の内面で正当化される。

結局、創造力の高い人は、自分の行為が欺瞞《ぎまん》であることに、自ら気づく機会を失ってしまうわけです。これが創造力の高さが不誠実さを生み出す原理です。

しかし改めて考えれば、これはある意味で、創造力の高い人は「自分の能力に正直に生きている」という言い方もできます。なぜなら自分の創造力の高さに素直に従っているからです。となれば、巡り巡って、彼らの不正直さは「馬鹿正直」の結果だとも言えそうです。

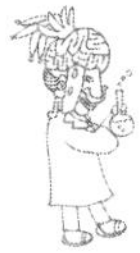

ヒトは生まれながらの科学者

たとえば、お皿をうっかり落として二つに割ってしまったとき、ヒトは不思議な行動をとります。二つの破片を合わせてみるのです。当然ながら、破片はぴったりと合い、もとのお皿の形状を確認できます。

幼少の頃、私が破片を必死につなぎ合わせようとしている姿を見て、母親が笑いだしました。「おかしいね、どうして合わせたくなるのだろうね」。つないだところで壊れたお皿が復活するわけではありません。たしかに不思議です。愛用物の「在りし日の姿」を追憶しているのでしょうか。

もしかしたら、ぴったりと合うこと自体が快感なのかもしれません。この快感はパズルに興じた人ならば、誰しも思い当たるでしょう。しかし、これでは答えになっていません。ヒトがパズルという余興を編み出していること自体、不思議なのです。なぜ快感なのでしょうか。

おそらく、この行動には「確かめたい」という心理が潜んでいます。なぜかヒトは、真実を知ることに快感を覚えます。

真実を探求することには、生存における利点があります。たとえば足の裏が痛いとき、単に痛がるのではなく、痛みの原因を探って刺さったトゲを抜いたり、今後その場所を裸足で歩くのを避けたり。何らかの対処をしたほうがよいことは明らかです。

この「確かめてみたい」という欲望は、ヒトが道具を発明したり、科学技術を発達させたり、あるいは他者を詮索したり、ワイドショーを楽しんだりする下地となっています。つまり、高尚に発展すれば「学習意欲」に、下品に走れば「野次馬」です。

確認作業の本能は、赤ちゃんにも備わっています。ジョンズ・ホプキンス大学のスタール博士らが、巧妙な実験でこの事実を証明し、先月の「サイエンス」誌で発表しました。[12]

博士らは11カ月齢の乳児を対象に調査しました。乳児に、動くオモチャが壁にぶつかって止まるシーンや、テーブルの端から落ちるシーンを見せます。同時にまた、トリックを使った別のシーンも見せます。たとえば、壁に衝突せずそのまま通り抜けるシーン、あるいはテーブルから落ちずにそのまま宙を転がるシーンです。これらは物理の法則に反しています。

そんな不自然な場面に遭遇すると、その後、赤ちゃんはその不思議な物体に近づき、手で持って壁にぶつけてみたり、落としてみたりといった行動を何度も繰り返します。確認しているのです。逆に、予想通りの動きをした物体には、あまり興味を示しませんでした。

重要なことに、確認した物体については、その後、よく記憶していることもわかりました。乳児が、すでに物理則を習得しているという点も興味深いですが、予期と確認の交代を通じて自分の知識を「更新」しようと試みる本能が、この時期から備わっていることは見逃せません。ヒトは生まれついての科学者なのです。

大人の目には「なぜ飽きないのか」と不思議になるほど、赤ちゃんは同じ遊びを何度も繰り返します。こうした作業は、当人にとって単なる「遊戯」ではなく、自分が生きていることの世界のありようを、自分の脳に取り込むための、必死の確認作業なのです。

遊びをせんとや生まれけむ、戯れせんとや生まれけん（「梁塵秘抄」より）

誰から薦められたわけでもないのに、つい割れたお皿を合わせてしまう、あの何気ない行動も、生きるうえで深い意味があることが理解できます。

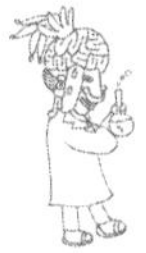

偽ブランドの品格

有名ブランド物には、しばしば偽物が出回っています。

一般に偽物は、その商品の受け手が得するか損するかによって、大きく二つのタイプに分けられます。受け手が損するものは、たとえば偽札です。偽造者は不当な利益を得ますが、受け手に一切の得はありません。ルアー等の疑似餌も、このタイプの偽物に属します。人が利益を得る一方で、魚は甚大な損失を被ります。こうした偽物はいわば「詐欺」です。

もう一つのタイプ、受け手も得をする可能性のある偽物には、冒頭であげたブランド模造品があります。たとえば「精巧に模倣したレプリカで、価格は正規品の10分の1」などとうたっている商品が、これに該当します。模造品の販売店が商売として成立するということは、偽物だとわかって購入する人が一定数いるということなのです。

それにしても、本物ではなく、わざわざ模造品を購入する理由は何でしょうか。すぐに思いつく理由は「経済的な理由で本物が買えない」です。しかし、これでは答えになっていません。「なぜ偽物なのにわざわざ手にしたいのか」という心理を説明していないからです。この不思議な嗜好を突き詰めて考察すると、次の2点が浮かび上がります。

理由①　本物への憧れ。ファン心理。模造品を所持することで心が満たされる（この心理を極端にした商品は、鉄道模型やアイドル写真などでしょう）。

理由②　せめて表面だけでも着飾って自分の品格を高めたい。「注目されたい」「一目置かれたい」というプライドは、多かれ少なかれ誰にでも備わっているものです。

偽ブランドを身につけたとき、実際のところ、人の心はどう変化するのでしょうか。ノースカロライナ大学のジノ博士らの研究を紹介しましょう[13]。

この研究では85人の若者たちに、高級ブランドのサングラスと、これにそっくりな模造品の2種類を見せます。値段を提示し、どちらを買うかを聞きました。本物を欲する人もいれば、所持金との兼ね合いから、格安の模造品を買い求める人もいます。なお、提示したサングラスは実際には両方とも同じで、全て「本物」です。このことは当人には知らされていません。

選んでもらった後、そのサングラスをかけて、計算テストを受けてもらいました。小数第2位までの数字が12個並んだシートの中から、合計が10になる数字のペアを探すというテストです。問題は計20問。5分以内にできるだけ多くのペアを見つけ出さねばなりません。さすがに時間内に全ての解を見つけることはできません。成績は平均6個程度です。

この試験では、自己採点してもらい、見つけたペア数を口頭で報告してもらうことにしました。すると正解数は平均7個に増えました。自己申告だと、少しサバを読んで虚偽の申告をするのです。おもしろいことに、偽物のサングラスを身につけた人はさらに虚偽申告の傾向が強く、平均10個の報告をすることがわかりました。

さらにおもしろいことに、もともと本物志向だった人でも「そのサングラスは偽物ですよ」と手渡してかけてもらうと、嘘が増えます。どうやら、偽物を身につけると、自分自身まで偽物の存在になったように感じ、嘘が増えるということのようです。

「本当の自分でない」というアバター感覚は、自尊心という認知的ブレーキを外します。「今の私は偽物だから、たとえ嘘をついても、本当の自分の品位は傷つかない」――。その結果、モラルに欠けた行動が増えてしまうのです。

偽ブランド商品は、「憧れの品を身近に手にして自分の品格を高めたい」という当人の当初の思惑（理由②）とは逆に、負の結果を招いてしまうようです。

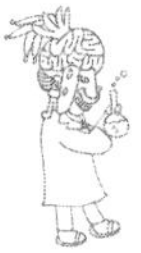

友とは何か

面接官から「あなたにとって友達とは何ですか」と訊かれたことがあります。当時私は高校生でした。わざと難問をぶつけて、その反応から人間性をあぶり出す作戦は、面接の常套《じょうとう》テクニックです。とはいえ、田舎育ちの純な生徒だった私は、予想外の質問に即座に答えが見つからず戸惑いました。

「わかりません。友達は友達です」――そう返答するのが精いっぱいでした。

あれから30年が経ちました。現在の私にも答えはわかりません。とはいえ、脳研究に携わる今は、専門家の立場から、友達の意味について考察してみることはできます。

ヒトは社会性のある生物です。他人とコミュニケーション、つまり会話や交渉や取引をします。社交の要は「信頼」です。そこで「信頼とは何か？」という疑問が湧きます。これも難問です。経済学では信頼を次のように定義します[14]。

Ａ氏が物や金などのリソースを、法的拘束を課さずに自発的にＢ氏の裁量に委ねるとき、Ａ氏はＢ氏を「信頼」している。

多くの場合、信頼は「信頼しておいたほうがいずれは自分の利益となる」ことが予期される場合に発生します。当然ながら、信頼には必ずリスクが伴います。つまり、もし相手に裏切られれば「あのとき信頼しなければ利益を確保できたのに」という痛手を負うことになります。

こうした裏切りによる損害の危険性を減らす一つの方法は、特定の取引相手と親密な関係を築き、良好な交際を長期的に維持することです。これが、いわゆる「友達」の起源です。友好関係を結べば（つまり、相互に「信頼」できれば）、トレードの安全性が確保できます。

ここで一つの結論を得ました。

問：友達とは何か

答：裏切りへの防御策

なんとも味気ないですが、実に明解です。そこで、この解答が、科学的にみて本当に妥当か否かを確認するために、ヒト以外の動物でも信頼と友好が表裏の関係にあるかを調べてみましょう。

チンパンジーは仲良しグループを作ります。つまり特定の相手と友好関係を結びます。では、彼らは友人に信頼を置くでしょうか。

マックス・プランク研究所のエンジェルマン博士らの研究を紹介しましょう。先月の「カレントバイオロジー」誌に発表された論文です[15]。博士らは5カ月にわたって全15頭のチンパンジーの集団を観察することで、「仲良し度」を評定しました。その後、ランダムに2頭をペアにして信頼ゲームを繰り返しました。

ペア内の一頭に、次の選択肢①と②を与えます。①を取ると、好みでないエサが出てきます。選択肢②を取ると、大好きなエサが「相手の」チンパンジーに供されます（自分は何も食べられません）。もし相手が信頼できない場合は①を選ぶほうが安全ですが、相手の恩返しが期待できるのならば②を選ぶのが得策です。次回、相手も②を選んでくれる可能性があるからです。

こうした状況下でチンパンジーは、相手が仲良しだった場合、②を取る確率が仲間外のチンパンジーに比べて、およそ2倍に上昇することがわかりました。つまり友好関係と信頼は密接に関連しているのです。

信頼は、『走れメロス』のような文学の題材にもなるように、「勇気」を試される行為です。しかし信頼は、毛づくろいしたり、食料を共有したり、共同作業をしたり、そんな社会的行動の起点でもあります。ヒトは、まだサルだったころからずっと、他者を信頼するという「勇気」を持ち合わせてきたのです。この温かい事実に勇気が湧きます。

冒頭の面接の場面。武骨な返答をした私ですが、試験結果は「合格」でした。きっと面接官は私のことを「信頼」してくれたのでしょう。ありがたいことです。いただいた奨学金で、私はなんとか大学を卒業することができました。さらに奨学金の返済も免除となりました。この恩は、科学者としてしっかりとした仕事を心掛ける強い後押しとなっています。

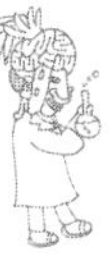

気が合うと子孫繁栄

ヒトはほぼ一夫一妻制です。他にも一夫一妻を貫く生物はいますが、たいていの動物は不特定多数と交尾して子孫を繁栄させます。哺乳類で一夫一妻制の種は、わずか3%にすぎません。

一夫一妻制の利点は何でしょうか。様々な説が提唱されていますが、正確にはわかりません。にもかかわらず、多くのヒトは一度選んだ相手と長く暮らし、しばしば子どもを作ります。だからでしょうか。相方選びに、じっくりと時間をかけることは珍しくありません。近年の出会いの形態は、結婚相談所や合コンやSNSなど、実に多様化してはいますが、「詰め」の作業は昔から変わりません。不器用にデートを重ね、ときに無様にフラれ、ときに幸運に恵まれます。

気の遠くなるようなプロセスを通じて、おそらく数千人は下らないだろう身近な異性から少しずつ候補者をしぼり、最終的に「運命の一人」を選ぶわけです。

しかし私たちヒトは生物です。生物である以上、自然淘汰の圧力にさらされています。伴侶選びに費やすエネルギーや時間が過剰になっては、繁殖期を逃しかねず、子孫繁栄に不利です。つまり、世界中で自分にベストな人を探し出すことと、身近な人でとりあえず満足しておくことは、トレードオフの関係にあります。こうした均衡のなか、究極的に私たちは、目の前の候補者に対して、①却下する、②交尾して繁殖する、の二者択一を迫られます。

この「味気なさ」を隠してくれる心理が恋愛です。恋愛状態に陥ると、意中の人以外は目に入らなくなります。すると（事実かどうかは別として）「この人こそがベストな相手だ」と盲信することができます。恋愛という（ちょっとおバカで愛嬌たっぷりな）感情のおかげで、伴侶探しのコストが大幅に減り、人類は絶滅の危機から救われます。

恋愛はヒトにしかない感情だと考えられています。ところが、意外なことに、マックス・プランク研究所のイーレ博士らは鳥類にも恋愛の原型に相当するものがあると主張します。[16] キンカチョウを用いた実験で、この事実を証明しました。

哺乳類とは逆で、鳥類の約90％はほぼ一夫一妻制です。キンカチョウもご多分に漏れません。そこで博士らは、まずキンカチョウの雄雌各20羽をカゴに入れ、自由につがいを作らせました。その後、半分のつがいはそのまま繁殖させ、もう半分は双方を引き離し、わざと別の雌雄とつがいを作らせました。

すると、自分で選んだ相手とのほうが、強制つがいの場合よりも37％も多く子孫を残しました。理由は、卵が孵《かえ》るか否かではなく、生まれた子を上手に育てられるか否かでした。つまり、遺伝的相性でなく、行動的相性が決め手だったのです。端的に言えば「気が合うか」どうか――。たしかにイーレ博士らが主張するように、これは恋愛に似た現象です。

ちなみに恋愛以外で、これほど無条件に他者に注がれる感情は、唯一、子どもへの愛情です。実際、親から子への愛と恋愛の脳活動は似ています。長い進化を考えると、身を挺してでも子どもを守り育てようとする育児本能が先に発達したのでしょう。その後に、この「没頭」専用の脳回路が転用されて、恋愛感情が誕生したにちがいありません。子どもへの愛情も恋人への愛情も、共に「特定の個人」に対して注がれる点が共通していますし、何より、子孫繁栄という究極の目的を共有しています。

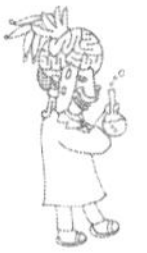

捕食者を超えたヒト

　サケは何個のイクラを産むでしょうか。親子丼の一つの「鮭イクラ丼」を食べながら、ふと、そんな疑問が湧きました。

　一個一個を数え上げるのは骨の折れる作業ですが、スジコの総重量を1粒の重さで割れば大雑把に見積もることができます。そうすると、1匹のサケが産むイクラは約3千個です。ちなみに、カズノコ（ニシンの卵）やタラコ（タラの卵）は、イクラに比べて粒の直径が小さいため、卵の数は多く、カズノコが約3万個、タラコは約30万個です。

　私たちが口にする魚卵は正確には「未受精卵」です。魚類や両生類の卵は、水中に放出されて、オスの精子と混ざり「体外受精」します。つまりヒトは、産み出される前の未熟な卵を、腹を割いて取り出し、味付けして食べているのです。未受精卵はヒトの舌に格別な快感を呼び起こします。

さて、サケは3千個の卵を産むと書きました。次の疑問です。無事に受精して卵がかえり、さらに捕食者を逃れて成魚となり、次の子孫を残すことに成功するのは、このうち何匹でしょうか。

ナイーブな計算ですが、一般的に動物が次の世代に残す子孫は「2匹」だと考えてよいでしょう。雌と雄が2匹の子どもを残せば、種の総個体数は維持されます。平均2匹以下ならば、その種はいずれ絶滅し、2匹以上ならば個体数が爆発的に増え、結局は居住区域と食餌が不足し、やはり絶滅します。たとえばイクラ3千個のうち、3匹が成魚になれば、次世代の個体数は1・5倍に増えることになります。つまり、世代ごとにネズミ算式に増加し、海は瞬く間にサケで溢れるでしょう。

3千個からぴったり正確に2998匹を間引くのは、確率論的にはとんでもなく難しいことです。しかし自然界は見事にこれを実行しています。余剰な個体を間引く主なしくみは、強者による捕食、次いで病気やけがです。野生の食物連鎖は驚異的な均衡の上に成り立っているのです。サケの子の99%以上は捕食者に献上されます。わかりますでしょうか。生物が子どもを大量に産む理由は、決して子孫を残し、種を維持するためではありません。子を産む理由の99%以上は、捕食者を栄養面で養うためです。つまり、他の種を繁栄させるために子どもを産むのです。

同様な計算は哺乳類にも当てはまります。たとえばキリンは生涯に5～6頭の子を産みます。つまり、半数以上の子は捕食者の栄養源として役立つことになります。

ヒトの出生率も、かつては5～10人でした。ところが近代化が進み、衛生管理や医療技術の進歩で生存率が上昇し、人口爆発を引き起こしました。すると不思議なもので、自然と出生率が低下します。現在、先進国では出生率が1～3人辺りに落ち着いています。出生率を自分たち自身でコントロールするのは、ヒトならではの特殊性です。

食物連鎖の観点でも、ヒトは実に特殊です。ビクトリア大学のダリモント博士らが8月の「サイエンス」誌の論文で報告した食物連鎖のデータが、その事実を示しています。[17]

野生界では、たいていの捕食者は幼若《ようじゃく》な動物を食します。若くて未熟な動物は、警戒心が薄く、身体的にも劣っているために、捕獲しやすいからです。

ところがヒトは幼獣だけでなく成獣も捕食します。生殖適齢期にある成獣を殺せば、生態系に与える影響は強大です。これがヒトという生物の特異性です。

つい、目の前の鮭イクラ丼をまじまじと眺めいってしまいました——。

ちなみにヒトは、装飾品や家具や伝統薬など、捕食以外の目的でも動物を殺めます。ダリモント博士らは「ヒトは超捕食者だ」と述べています。

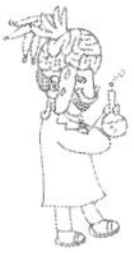

オトナは団子よりカネ

マシュマロが目の前に一つ置かれています。今食べてもよいが、15分間食べずに待っていれば、後でもう一つあげます——。

そんな子ども向けのテストがあります。すぐに食べてしまう子もいれば、じっと我慢して待つ子もいます。このテストは「現時点の小さな利益」を取るか「将来の大きな利益」を取るかの判断の傾向を調べる試験です。どちらを優先するかに各人の個性が反映されます。

ポイントは「忍耐力」です。3歳児は通常、このテストを我慢して待つことができず、現在の利益を優先します。4歳になると30％、12歳では60％が、現在を我慢し、将来の2個を選択します。

この子ども向けのテストは、意外なほど重要な意味を持っています。テストの結果から、将来の「成功」を予見できるのです。[18,19] たとえば、4歳児でマシュマロ1個を食べずに我慢した人を追跡調査したところ、高校生になっても学業の成績が良好で、社会に出てもよく出世する傾向がありました。また、危険な薬物に手を出す割合が低く、健康状態もよく、肥満率も低かったのです。

我慢とは、いわば「将来を見通して現在の自分に投資する」という準備の能力です。この能力を幼いころから発揮できる子は、大人になってからも忍耐強く、「今遊んでは志望校に合格できない」「このケーキに手を付けてはカロリー過多だ」などと結末を見越し、衝動を抑える能力が高いのです。

では、高度な忍耐力は進化の過程で、いつ芽生えたのでしょうか。イヌやネコを見ても、目の前のエサを自発的に我慢する場面は見かけません。マックス・プランク研究所のロサティ博士らによれば、ヒトのような忍耐力が生まれるのは、チンパンジーなどの高等霊長目になってからだと言います[20]。

博士らは様々なサルを用いて、先のマシュマロ試験に似た実験を行いました。「多くのエサを得るために、目の前の少量のエサを、どのくらい長く待つことができるか」を調査したのです。最大2分の忍耐時間を設けたところ、71％のチンパンジーが我慢することができました。ところが、マーモセットやタマリンなどの小型サルは平均10秒ほどしか待てませんでした。忍耐力は、サルの仲間でも高等霊長目まで進化しないと存分に発揮できない、高度な能力なのです。

ところが話は簡単ではありません。ヒトの大人で同じ試験をすると、2分間我慢できたのはわずか19％。チンパンジーよりもはるかに低かったのです。冒頭で紹介したように、12歳児のマシュマロ試験では60％の成功率を出していることを考えると、19％という数値は実に不思議です。大人になると忍耐力は退化するのでしょうか。

この疑問に答えるために、ロサティ博士らは別の実験を行いました。ご褒美を食べ物でなく、金銭にしたのです。50円をすぐに受け取るか、2分後に100円を受け取るか——。すると2分待つことを選択した大人は、19％から57％に増えました。つまり成長とともに、重視する対象が変わり、より「現金」な性格になっているわけです。

貨幣は食べ物に比べて消費期限が長いだけでなく、さまざまな報酬に変換できる可能性を持ち、抜群の融通性を持ちます。「エサ」に釣られているうちはまだ青二才で、将来の報酬の、さらにそのまた将来の価値までを見越して行動できるのが、いわゆる「人間らしさ」なのかもしれません。

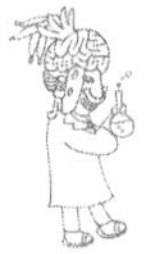

ヒトが調理するワケ

調理は逆算の美学です。完成後の料理のイメージがまずあり、そこから逆算して用意周到な計画を立てて、徐々に完成品へと近づけてゆきます。最高の「食べ頃」で提供しようと思ったら、さらに慎重な手順を踏まなくては、ベストタイミングで完成させることはできません。白飯と味噌汁に焼き魚や煮物という最もシンプルな食事でさえ、一食作るだけでも途方もない数の手順が、同時並行で手際よく進められます。上手な人ほど、料理の完成と同時に、調理具の洗浄まで完了しているものです。調理とは、こうした複雑きわまりない作業を、ほぼ反射的に行う曲芸です。

どうしてヒトはそこまで苦労して調理をするのでしょうか。調理する動物はヒトだけです。自然界には新鮮な生肉や生野菜が溢れ、そうした自然食材から栄養を得られることは、野生界を生き抜く多数の動物たちが証明しています。こう考えると調理は珍妙な習慣です。

この習慣には、食卓を彩る料理を眺めていただけでは見逃されてしまう重要な利点が潜んでいます。ハーバード大学のロサティ博士らは、チンパンジーに生のポテトと茹でたポテトを差し出し、どちらを選ぶかを観察しました[21]。すると選んだポテトの89％は茹でたポテトでした。おそらくおいしいからでしょう。

「おいしさ」とは、舌の味覚器でアミノ酸や糖を感知することです。アミノ酸や糖は栄養素です。生の食材に火を通すと、タンパク質や炭水化物が加熱分解され、こうした小さな分子に変化します。これが消化の助けとなり、胃腸からの吸収率が高まります。つまり火を通すと利用可能な栄養量が増えるのです。野生のチンパンジーは生の食材しか手に入りませんから、消化が悪く起床している時間帯の半分ほどを咀嚼《そしゃく》に費やさなくてはなりません。

要するに、「栄養満点」であるという化学信号は、舌では「おいしさ」という味覚信号として脳に届けられるという合目的的性があるわけです。動物たちが「おいしいものを好む」のは、生物学的な利点から、そうデザインされているのです。つまり、「おいしいから好き」なのではなく、むしろ逆で、「身体に有益なものをおいしいと感じる」というわけです。

これを推し進めたのが「調理」です。ジョージ・ワシントン大学のルーカス博士は「ヒトは加熱された料理を食するのに適した口腔や消化器系を発達させている」と指摘しています[22]。

現代人は火を通すだけでは飽き足らず、調理の腕を上げ、手の込んだ皿や菓子を作るようになりました。

さて先のロサティ博士は、チンパンジーにオーブンのような簡単な調理器を与えたところ、すぐに調理器でポテトを加熱して食べることを覚えました。わざわざ遠方から生のポテトを運び、加熱して食べるチンパンジーもいました。

調理には、①食材と料理の因果関係を理解する能力、②目前の食材を食べずに我慢する自制心、など高度な認知機能が必要です。チンパンジーがここまで料理への理解力と嗜好を備えているのであれば、あと必要なのは、加熱するための火を制御する知恵だけです。

ギリシャ神話ではプロメテウスがヒトに火を伝授したことになってはいますが、実際のヒトがいつ火を手に入れたかは正確にはわかっていません。南アフリカの発掘調査では、100万年前の地層から炭化した植物や焦げた骨が見つかっています。[23]つまり現生人類ホモ・サピエンスが出現する前から、古代人類たちは火を使っていたようです。

火の用途は多様です。料理だけでなく、寒さをしのいだり、夜闇を照らしたりと多くの使い方ができます。火を手にした瞬間、人類の生活が一変したことでしょう。現在では火は、厳かな聖火、装飾用の蝋燭、花火、弾薬など、さらに多彩な目的で活用されています。ヒトは食材のみならず、火さえも「調理」する生物なのです。

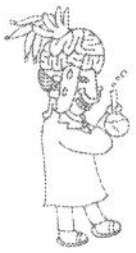

忘れることは止められない

年の瀬になって振り返ると「あっという間の一年だった」と感じます。年齢を重ねるほどに「時が早く過ぎる」と実感します。物理時間の経過は一定なのに、感覚的な長さが変わるのはなぜでしょうか。

よくある説明が「時間割引説」です。5歳児にとっての1年間は人生の20％に相当しますが、50歳の大人ではわずか2％です。だから主観的な一年が違う、という主張です。

ほかに有名な考え方として「変化知覚説」があります。子どもは初めての経験がまだまだ多く、一瞬一瞬が新鮮で、同じ時間を生きても覚醒度が高いという考え方です。一方、大人になれば目新しいことに出会う機会は徐々に減ってきます。本当は毎日が生きられることは奇跡的なイベントなのに、それに感謝できず、マンネリ化した平凡な日々になります。つまり、変化を感じる機会が乏しいから時間が早く感じられる、という主張です。

どちらの説も説得力があります。ただし後者については、鵜呑みにできない部分もあります。なぜなら、ありふれた凡庸な時間を過ごすのは退屈で、むしろ長く感じられることもあるからです。

ここで考慮すべきポイントは、時間を現時点から過去方向に見るか、未来方向に見るかの差です。未来の時間軸は、過去の時間軸とは尺度が違うのです。小学校の卒業式の答辞で「振り返ればあっという間の6年間でした」という文言は常套句です。つまり、どの年齢でも、過去を振り返れば「短い」と感じるのです。理由は、過去のできごとを忘れているからです。

年の瀬になると、年間を振り返るニュース番組や歌番組や流行語大賞など、一年を顧みるイベントがあります。すると「言われてみればそんなこともあったな」と意外にたくさんのことを経験してきたことに驚かされます。時間は矢のように過ぎ去ったわけでなく、単に「充実した時間が過ぎたこと」を忘れてしまっただけのことです。

「忘却」は脳機能の中でも、不思議な現象です。忘却は経年劣化とは異なり、脳が行う積極的なプロセスです。脳内で自動に作動しますから、意識では制御できません。忘れようと努力したところで、忘れられません。

ワシントン大学のローディガー博士らが先月に「サイエンス」誌で発表した論文を紹介しましょう。[24] ここではアメリカ人を対象に、「知っている歴代大統領を挙げて、順番に並べてください」という調査をしました。リンカーンやルーズベルトなどの著名な大統領が思い出しやすいのは当然ですが、そうでなければ、一般に思い出せるのは直近8～9代の大統領まででであることがわかりました。

ローディガー博士は40年前から同じ調査を繰り返していますが、時代を問わず常に同じ結果が得られています。時間とともに色褪せる「自然忘却」という現象は、個人の記憶のレベルだけでなく、「世間から忘れられる」というように、社会の記憶のレベルでも生じる、普遍的かつ制御不可能な現象なのです。

ちなみに、社会的忘却は18～69歳までの幅広い年齢で同程度に生じました。つまり、「年とともに忘却が早くなるために、時間が早まったように感じる」というわけではないようです。

さて、今夜も「忘年会」に出かけます。「忘」という漢字は「心を亡くす」と書きます。忘年会は仲間とともに過去を相殺《そうさい》し、心をリセットすることで未来に期待する機会でもあります。

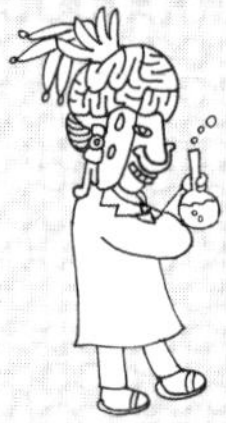

II

計り知れない脳

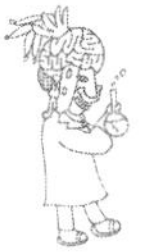

ヒトの五感のしくみ

ヒトには「五感」があります。視覚、聴覚、嗅覚、味覚、そして温・冷・圧・痛などの皮膚内臓感覚の全5種の身体感覚です。体の感覚器官が、こうした情報を、驚くほど巧妙なしくみで感受してくれるおかげで、彩り豊かな世界を感じることができます。

一方、私たちの感覚世界とは、そもそも一体何なのだろうかと不思議な気持ちも拭えません。たとえば鳥や虫は、ヒトと似た世界を感じているでしょうか。

光の中で、目に見える波長を「可視光」と呼びます。この波長範囲をわずかに外れると、紫外線や赤外線となり、目で見ることができません。一方、耳に聞こえる音は「可聴音」です。これより短波の音は超音波と呼ばれ、やはり聞こえません。

ただし可視光や可聴音は、あくまで「ヒトにとっては」という限定的な定義です。たとえば紫外線は、爬虫類や鳥類や昆虫など多くの生物には見えます。つまり動物界の大半において、紫外線は「可視光」なのです。可聴音も同じです。超音波でコミュニケーションする動物は、イルカやコウモリやネズミなど、哺乳類ですら珍しくありません。

ヒトの「彩り豊か」な世界は、実は動物たちから見たら、とんでもなく色褪せたモノクロ世界でしょう。

では、どうしてヒトの感覚はこれほど劣っているのでしょうか。脳の性能不足でしょうか。紫外線や超音波を扱う動物の脳を見ても、ヒトよりも特段優れているようには思えません。おそらく感覚の能力を決定するのは、脳の性能ではなく、身体に感覚センサーを持つか持たないかでしょう。

しかし、これを証明した研究はありません。そこで、私たち自身で試してみることにしました。[25] 新しい感覚器官が与えられたら、脳は柔軟に新たな感覚情報を読み解き、日常に活用できるでしょうか。

たとえば、私たちは地磁気を感じません。コンパスがなければ東西南北を知ることができません。では、地磁気センサーの電子チップを脳に移植したら、脳はこれを理解できるでしょうか。

ヒトは東西南北という方角の知識を、勉学を通じてすでに習得してしまっているので、研究対象としては不向きです。そこで私たちはネズミを用いました。

2・5グラムの微小インプラントを独自に開発し、ネズミの脳に搭載すると、答えはすぐに判明しました。ネズミは方角の「意味」を解読し、これを活用してエサを探し出すことができたのです。

私たち自身でさえ、驚いたポイントが二つあります。一つは、目の見えないネズミに移植すると、あたかも見えているかのように自在に迷路を探索できたことです。おそらくヒトでも、視覚障害者の街歩きを磁気コンパスで補助できることでしょう。一例として白杖に方位磁針を装着するなどの応用が考えられます。

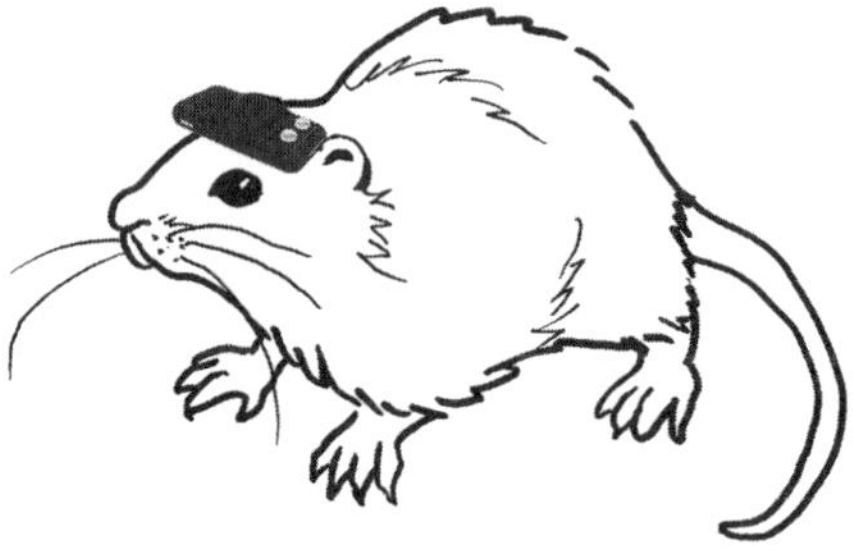

もう一つは、「大人」のネズミの脳でも、わずか2日間の訓練で、地磁気感覚を習得できたという点です。幼少期からの訓練は不要でした。脳の計り知れない潜在能力は、年をとってからでも拓くことができるのです。

私たちは現在、脳をどれほど効果的に使いこなしているでしょうか。脳のリミッターは脳そのものではありません。能力を制限しているのは身体です。いま所有している五感センサーを利用している限りは、脳の真価は発揮できないでしょう。偏光、ラジオ波、気圧、放射線、湿度、二酸化炭素——どれも私たちの身体はセンサーを備えていませんから感じることができません。こうした未知なる情報を知覚することができたら世界はどんなふうに見えるでしょう。私たちの住む世界は、私たちが感じている以上に彩り豊かにちがいありません。

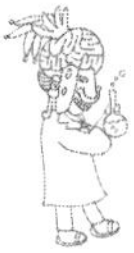

脳が「同時」に処理できるわけ

脳とコンピューターの差について、しばしば工学系の研究者は「コンピューターとは違い、脳は高次な並行処理ができる」と指摘します。並行処理とは複数のデータを同時に扱うことです。

日常に使うコンピューターも並行処理をしているように見えます。たとえば、ワープロで作業しながら、別のウィンドウで計算処理ソフトを走らせることができます。しかし、それは表面上のことで、コンピューターの内部では、計算コアである中央演算処理装置（CPU）が、一つひとつの演算を順番に処理しています。その逐次処理があまりに高速なので、あたかも「同時」に処理しているように、ヒトには感じられるのです。

脳回路は並行処理しています。無数の神経細胞が同時に一斉演算をしています。ラジオを聴きつつ料理をし、その裏では転ばないように足や体躯《たいく》の筋肉を制御し、さらに肺で呼吸しながら血圧も調節する、などという、とんでもない曲芸が可能なのは、脳の高度な同時並行情報処理のおかげです。

並行処理は、ネズミの脳でもヒトの脳でも行われていますが、ヒトの並行処理能力は飛び抜けています。ただし「だからヒトのほうが進化している」と言い切れない側面もあります。なぜなら並行処理は、脳のサイズが大きいことの必然的な帰結だからです。

脳が大きければ、当然、神経回路の配線にコストがかさみます。遠くの神経細胞とつながるためには長い線維を伸ばさねばなりませんし、配線のためのスペースやパーツ素材も確保しなくてはなりません。もちろん維持費もかかります。つまり、脳が巨大化すると、コストの観点から、遠方の神経細胞と回路を築きにくくなります。

結局、物理的な制約から、ヒトの脳の神経結合は、近い細胞同士がつながった「局所回路」がメインとなります。だからヒトの脳では中央政権の統制力が弱まり、各領域が独立しがちになります。幸か不幸か、この構造的な限界から、並行処理が発達したというのが実情です。

ところで、局所回路という名称は誤解を招きがちです。「局所」とは言いますが、ヒトの局所回路は、ネズミの脳全体のサイズよりも大きいほどです。つまり、微細なレベルでみれば、ヒトの脳では、ネズミに比べ、やはり遠方の神経細胞とつながっている率が高いともいえます。

実は、これもまた一筋縄ではいかない事実を突きつけます。ネズミの脳は発達が速く、受精から1カ月弱で大人のサイズの脳になります。ですから、神経細胞が分裂増殖したら、すぐに周辺の神経細胞とシナプス結合を作ることができます。しかし、ヒトの脳は何年もかけて成長します。神経細胞も長い時間をかけて徐々に生まれてきますから、早く生まれた細胞同士が手っ取り早く回路を作ってしまったら、後から生まれた細胞が組み込まれる余地がなくなります。

このため、ヒトの脳では、神経細胞が生まれてもすぐに成熟しないように、抑制する機構が備わっています。SRGAP2Cという遺伝子がそれです。[26] この遺伝子が働くと、シナプスは「未熟」なまま、しばらく留まることができます。

ネズミにはSRGAP2Cがありません。では進化の過程で、いつSRGAP2Cが誕生したのでしょうか。緻密な調査が行われた結果、約340万年前だと推測されました。[27] ヒトの祖先アウストラロピテクスの時代です。この時期を境に、高等霊長目の巨大な脳は、手当たり次第に近隣回路を作ることなく、じっくりと丁寧に脳を育てるという戦略に変化しました。SRGAP2Cは、いわばヒトの「大器晩成」を実現する遺伝子なのです。

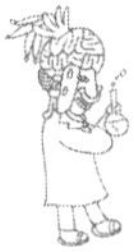

数学が好きな人と嫌いな人

「なんだ、このページは。数式が載っている。難しそうだ」。そう思った方がいるかもしれません。もしかしたら数式のせいで、内容を読まない人もいることでしょう。

数式があるだけで全体の印象が変わるのは、実は、科学者でも同じことです。論文中に数式があるだけでもう高尚に見えるのでしょうか、採択率が高まることが知られています（注：専門雑誌に投稿された論文は、掲載するか否かを専門家が審査します）。ちなみに次のページの数式は、私が初めて「サイエンス」誌に採択された論文で、実際に用いたものです[28]。

こうした心理を悪用したのが、かの「ソーカル事件」です。20世紀後半の哲学界では、珍妙なフランス思想が幅を利かせていました。論文スタイルは独特で、数式や科学用語で飾り立てるのが一種の流行でした。議論の本質よりも表面的な虚飾が跋扈《ばっこ》する状況は、学問のあるべき姿とはいえません。

この不毛な議論を知ったニューヨーク大学の物理学者ソーカルが一案を練ります。無意味な用語や数式を、いかにも意味ありげに並べ、虚偽の論文をでっちあげて投稿したのです。なんと、当時人気のあった哲学雑誌にそのまま掲載されました。ソーカル本人によれば「いんちきであることがすぐに見抜ける、お粗末な数式」だそうです。

なんとも悪趣味なイタズラですが、当時の哲学（の少なくとも一部）が「読者を煙に巻くだけの知的ペテンだった」ことを証明するよい契機になりました。ちなみに、当該雑誌の編集長には「著者でさえ意味がわからない論文を掲載した」として、イグ・ノーベル賞が与えられています。

$$T = h_{20}(0)\cdot\left(1-\frac{\sqrt{|m-r|}}{|m|+|r|}\right)$$

$$L = \frac{1}{n-1}\sum_{i}^{n-1}\left|\frac{t_i'\cos\theta - t_i\sin\theta}{t_i'\cos\theta + t_i\sin\theta}\right|$$

神経活動の反復精度の定量化

このように数式は、専門家にすら「オーラ」を放ちます。裏を返せば、数式に劣等感を持つ人が少なくないということです。

では、数学に苦手意識を持つか否かはどう決まるのでしょうか。興味深い説は、「遺伝子による」というものです。実際オハイオ州立大学のペトリル博士らは昨年、600人以上の双子を調べ、数学の得手・不得手の約40％が遺伝で説明できることを突き止めました。[29]

とはいえ、わずか40％。残りの60％は環境で決定されているわけです。算数の授業やテストで苦悶を味わったことがあるか、親や先生がどう指導してきたかなどが、苦手意識の決め手になるようです。

数学が苦手な人は「背外側前頭前野《はいがいそくぜんとうぜんや》」という脳部位の活動が弱いことがわかっています。[30]オックスフォード大学のカドシュ博士らは昨年、数学に不安を覚える若者25人に対して、この背外側前頭前野を刺激して活性化させる実験を行っています。[31]すると苦手意識が消え、成績が向上しました。背外側前頭前野は不安感情を抑制する脳部位です。要するに、数学が苦手な人では、この感情抑制のブレーキがきちんと利かないから、不安が前面に出てしまうわけです。

しかし、どうして数学は、他の科目よりも得手・不得手が目立つのでしょうか。一つの理由は、数学は正解・不正解がはっきりしていることでしょう。不正解ならば、きっぱりと0点になってしまいます。国語のように部分的に正解という問題が多ければ、才能の有無を明確に突き付けられず、劣等感を植えられる機会は少ないはずです。

もう一つ重要な点があります。それは「脳にとってどれほど自然か」です。「言語」は人類史上、ごく初期から存在していました。一方、「数字」を抽象操作するようになったのは比較的最近のことです。つまり数学は、国語に比べ、脳回路との生理学的な相性が悪く、心労を強いる不自然な学問であると言えます。これが劣等感の生じやすさに拍車をかけているのかもしれません。

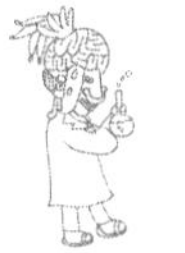

偏見がなくならない理由

男女差別や人種差別の排除を試みた実験があります。米・ノースウェスタン大学のペイラー博士らが今年「サイエンス」誌に発表した論文です[32]。脳に介入するという大胆な方法ですが、確かに一定の成果が得られています。

偏見はよくないことです。そんなことは誰もが知っています。ところが、学校や公的機関がこれほど解消に努力しても、社会からなかなか偏見が消えません。

聖書では「神の前に人は平等である」という記述が何度も現れます。こう強調されていること自体が、当時から差別や偏見が蔓延していたことを裏付けています。

ペイラー博士らは偏見がなくならない理由を推測しています。まず、自分の仲間以外に対して恐怖を感じるという本能が挙げられます。これは動物たちに広く備わった基本的な本能です。見知らぬ人を警戒しておくことは、不測の被害を防ぐだけでなく、余計な施しを避けて自分の衣食源を確保するうえでも、シンプルにして有効な策です。しかし、まさにこの本能が、自分とは異なる人種を忌避する下地となります。これは生まれながらのものです。

一方、文化的背景によって形成される偏見もあります。こちらは成長の過程で長い時間をかけてじっくりと形作られてきたものです。すでに無意識に作動していて、本人でさえ自分の偏見に気づきにくくなっています。当人に自覚がなければ修正は困難です。

無意識の偏見は「潜在連合試験」で測ることができます。たとえば「笑顔」や「太陽」などの明るい言葉や、「爆弾」や「災害」などの暗い言葉を、「白人」や「黒人」などと連合させると、その組み合わせ方によって判定速度に微妙な差が出ます。これを測定するのです。すると、意識のうえでは平等に振る舞っているつもりでも、心の裏に隠し持っている偏見があらわになります。

この試験をさまざまな人に行うと、「黒人」や「女性」を格下に扱う心理傾向が、ほぼ普遍的に見られることがわかります。とても残念なことですが、これが真実です。

しかし希望もあります。この傾向は修復可能なのです[33]。好悪を逆に連合する訓練を行うと、無意識の差別心が弱まり、平等な判断を下すように変化することが知られています。ただし、この変化は長続きせず、たいがい数時間で元に戻ってしまいます。

さて、この効果を長期化させるには、どうしたらよいでしょうか。ペイラー博士らの思い至ったアイデアは、睡眠を活用することです。人の行動が変化することは可塑性《かそ》、つまり「記憶」です。記憶は睡眠中に再生されることで強化されます。「偏見が弱化した」という記憶を、脳に長期固定化するためには睡眠中に再生させればよいわけです。

博士らは偏見を弱めるトレーニングを、特定の音を聴かせながら行いました。そして、その後の睡眠中にその音を鳴らしました。音をきっかけとして、睡眠中に訓練の記憶を再生させようという魂胆です。実際、この作戦は功を奏し、訓練の成果は見事に固定化されました。1週間後に再検査しても、偏見が弱まったままの状態を保っていました。

この研究は、人の性癖を操作することに成功した初めての報告です。ペイラー博士らは論文を「これと同じ手法は喫煙、不健康な食生活、虚言癖、利己的な性格などの悪癖の修正にも応用できるだろう」と結んでいます。ついに脳科学は、ヒトの「性格改造」へと一歩踏み出すのでしょうか。

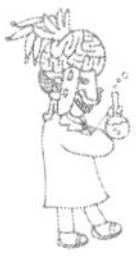

失敗は成功のもと

脳研究者は、色々な動物の脳を研究対象とします。とくに哺乳類であるネズミは格好の対象です。小型ながら、ヒトを彷彿とさせる高度な知的行動を示すからです。私たちの研究室が最近発表したネズミの実験を紹介しましょう[34]。

ネズミの学習能力については、100年以上も昔から研究され、多くのことが解明されています。こうした研究の大半は、迷路を解かせる空間学習を検査したものです。しかし従来の研究には一つ欠けている点がありました。使われる迷路の分かれ道が単純な二股で、しかも、正解が不変。つまり単純な二者択一の課題を与えているのです。

生物が自然環境で生き抜くためには、刻々と変化する状況の中で最適な行動をとることが重要です。実験室での極度に単純化された迷路課題では、自然界で必要な問題解決能力についてはほとんど知ることができません。

そこで私たちはゴールに到達できる経路が多数ある迷路をつくり、さらに迷路の一部をときおり閉鎖・再開放するなど、より自然に近い環境でのネズミの行動を詳細に解析しました。私たちが作った複雑迷路の概略図を次ページに載せました（まだまだ自然界の複雑さからは程遠いレベルですが、まずは第一歩です）。左下にスタート、右下にエサがあります。エサにたどり着くルートは無数にあります。この中では下方を小回りするルートが最短経路です。一方、上方を外周するルートは交差点も少なく、壁伝いに歩けばエサに到達できる安易な（つまり心理負担の少ない）経路です。

この迷路の中で何日もネズミを訓練すると、最終的にどのルートを取るようになるでしょうか。最初のうちは袋小路に入ってしまったり、同じ道を何度も戻ったりと、失敗を重ねましたが、最終的には全てのネズミが「最短」の経路を選びました。ヒトと同様、ネズミも近道を好むようです。

この学習過程を見ていると、幾つかのポイントが見えてきます。まずネズミは幾多の選択肢を均等に吟味することはありません。むしろ、たくさんの選択肢から一気に二つのルートに絞り込み、二者択一というシンプルな課題に置き換えて、迷路を解いていったのです。あれやこれや多数の可能性を一気に比較検討するのは困難なのでしょう。これはヒトでも同じです。たとえば服を買う時に、最終的に二つの候補に絞り込んでから、「どちらにしようか」

と決断することは珍しくありません。

また、ネズミには個体差もありました。最短経路に落ち着くまでに20日近く費やすネズミもいれば、わずか3日で正解に至るネズミもいました。こうした成績の個体差を生み出す要因は何でしょう。無数のパラメータを計測し、解析したところ、辿り着いた結論は、実にシンプルでした。

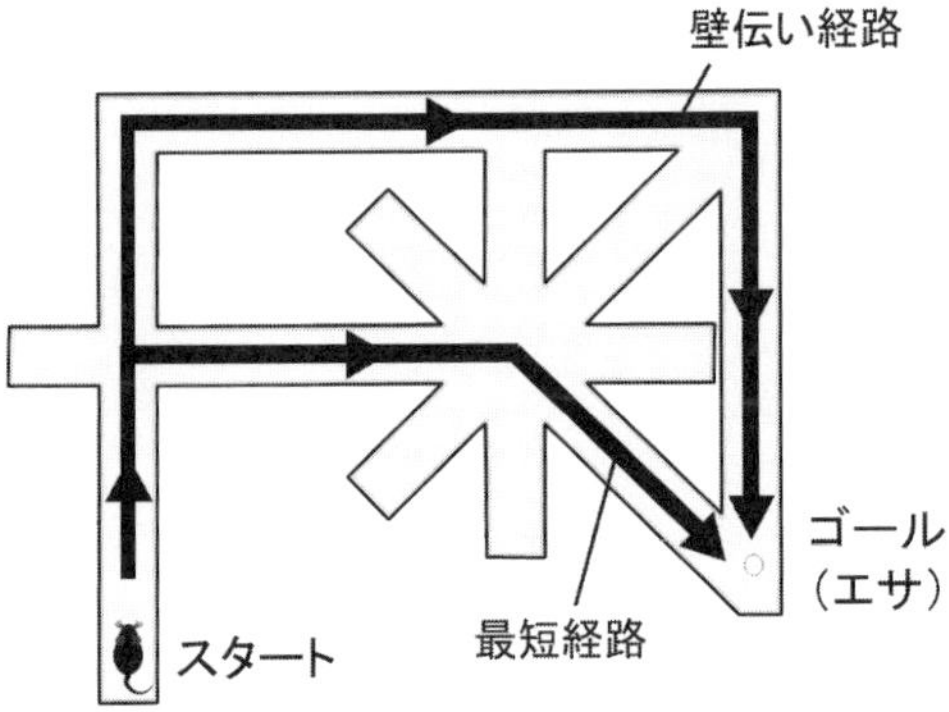

迷路に入れられた最初の1、2日でどれだけ多く失敗したか、つまり、学習の初期に「どれほど無駄なルートを通ってしまったか」が決め手だったのです。初期に失敗が多いネズミほど、最終的には優れた成績を残しました。また、あちこちに回り道してしまったネズミは、その後、最短経路が通行止めになっても、速やかに次善の最短経路を見いだすなど、柔軟性が高いこともわかりました。
発明王トーマス・エジソンの言葉が胸に響きます。
「私は一度も失敗したことがない。何万通りものうまくいかない方法を発見しただけだ」

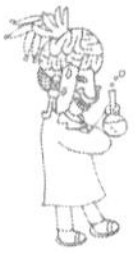

クセはボーッとした脳に宿る

箸は独特な道具です。世界の3割ほどの人が箸を使う食文化に属します。もちろん、日本も含まれます。

では、問います。日本で生まれ育った皆さんは、箸を正しい持ち方で使っているでしょうか。調査によれば、大人でも7割しか正しく箸を持っていないそうです。自信のある人でも間違っていることがあります。細部の判定基準を厳しくすると、正しい持ち方の人は、なんと半数にまで減るのです。

箸になじんでいる日本人でさえ、これほど箸の使い方は千差万別なのです。当然、箸に慣れていない欧米人は、さぞかし箸の扱いが下手だろうと想像されます。

ところが実際には逆です。欧米人は意外と正しい持ち方をするのです。昨今の世界的なアジア料理ブームで、箸を使う機会の増えた欧米人の多くは、大人になってから正しい箸の持ち方を習っています。これがポイントです。

まだ手先が不器用な幼少時代に無理やり持たせられるよりも、分別ある大人になってから、前知識なく素直な心で習得するほうが、正しい使い方を、すばやく覚えることができるのです。箸の使い方、鉛筆の持ち方、自転車の乗り方、タイプの仕方――。成長の過程で長い年月をかけて身についたクセは、なかなか抜けないものです。間違ったやり方を覚え込むくらいならば、大人になってから習得したほうが効率がよいのです。

ところで身体の中で、最も使い方に「クセ」が表れやすいのはどこでしょうか。手足や表情ではありません。

強い個人差が見られるのは「脳」です。これを証明した研究があります。イェール大学のフィン博士らが「ネイチャー神経科学」誌に先月発表した研究です[35]。証明する方法は単純です。たとえば、歩き方にクセがあれば、シルエット映像を見るだけで、誰かがわかります。これと同様で、脳の活動の様子を見て、誰かがわかればクセがあるということです。

博士らは、22～35歳の男女計126人の脳活動を、MRI（磁気共鳴断層撮影）を用いて記録しました。そして脳活動のパターンから「その脳の持ち主が誰であるか」を当てられるかを調べたところ、95%という驚異の正答率で言い当てることができました。つまり脳の使い方は人によって随分と異なるということです。一方、その当人に限って見れば、一貫した使い方をしています。クセです。だから脳の活動パターンさえ見れば、それが誰の脳かがわかるのです。

まるで指紋のように、その人固有の脳活動パターンがあるわけですから、いわば「脳紋」です。脳紋はその人の個性の象徴です。

ちなみに、脳の個人差はとりわけ前頭葉に強く表れ、何か作業をしている時よりも単にボーッとしている時のほうが、固有の活動が顕著でした。

脳には「取り扱い説明書」がありません。だから生まれてこの方、自己流で脳を使っています。他人の使い方と見比べて、そのクセを自己修正することもできませんし、他人から差異を指摘されることもありません。だから、箸の使い方や歩き方よりも、個人差が出やすいのでしょう。

箸は中国が発祥です。「刃物は殺生を想像させる」からと、ナイフを食卓から排除することで生まれた習慣だとも言われます。こうした感覚は、ナイフやハサミを食卓に用いる西洋料理や韓国料理とは一線を画します。つまり、「箸」という習慣そのものが、世界的にみれば独特な食卓作法の「個性」、つまりクセだと言えます。

箸を使う習慣は、当然ながら、食文化にも影響を与えます。箸でつかみやすい大きさに食材を切る、箸で切ることができるよう柔らかく煮詰める——。箸という物理的制約が、料理のスタイルを創発させるわけです。

これに似て、脳の使い方のクセも、思考や行動パターンに影響を及ぼします。フィン博士らによれば、「脳紋」を見れば、その人の能力がある程度わかるそうです。あたかも箸の使い方から「お育ち」がうかがい知れるかのように、脳のクセから知能レベルがバレてしまうなんて、なんとなく居心地が悪い思いがします。

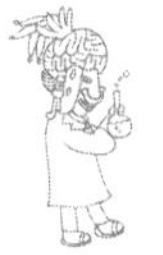

ピンチの恍惚

河越城はかつて埼玉県川越市にあった名城です。西暦1546年5月19日、ここを巡って凄絶な戦がありました。戦局的に不利だった北条軍は秘策を打ちます。足利・上杉連合軍に虚偽の和睦を示して油断させ、深夜に一挙に攻めこんだのです。世に言う河越夜戦で、日本3大奇襲としても有名です。

同城を巡る一連の戦で、北条氏康は顔に深い傷を負ったとされています。この刀傷は「氏康疵」と呼ばれ、名誉の負傷、つまり勇猛果敢な武士の証しでした。

一説によれば、氏康は自ら敵陣に乗り込み10人以上を斬り倒したそうです。戦国武将の武勇伝は、しばしば子孫によって誇張されますから、どこまで真実なのかはわかりません。ここでは仮に真実だとしましょう。激痛をものともせずに戦い続けるとは、包丁で指先を切っただけで気力が萎える軟弱な私には、想像を絶するものがあります。

しかし、ここには脳の観点から問うべき別の疑問があります――氏康は本当に痛かったのでしょうか。

脳は痛みを消すための専用回路を備えています。緊張状態になるとこの回路が作動し、痛みを感じなくなるのです。たとえば、クラスで前に立って発表する時。緊張のあまりうっかり足がもつれて転倒しても、ほとんど痛みを感じません。あとでひどい捻挫だとわかることもあります。緊張で痛みが軽減されたのです。

痛みは身体の異常や組織のダメージを知らせるシグナルです。不快感を惹起《じゃっき》し、気力を低下させ、活動量を減少させます。これは早く回復するために体力を温存する「休養」の指令としても役立ちます。

しかし、痛みはよいことばかりではありません。痛みを克服しなくてはさらに命に関わる深刻な事態に陥るという危機的状況では、痛みに悶えているだけでは問題です。シマウマがライオンに襲われて負傷した時、痛がってうずくまってしまっては、最悪の結果が待っています。ピンチに立たされても、ともあれもがき、そして逃げなくてはなりません。

そこで脳が発達させた回路が、痛覚除去の神経回路「オピオイド系」です[36]。一時的に痛覚を無効化することで、迫る危機を回避する確率を高めるわけです。

無痛状態に導くこの神経回路は、様々な状況で作動します。たとえば、放尿や排便、性行為では、組織が極端な摩擦を受けるため、本来ならば激痛が走るはずです。しかしオピオイド系がこれを緩和するのです。

しかし、話はここで終わりません。オピオイドは別名「脳内モルヒネ」です。強烈な快感を引き起こします。放尿が爽快感と恍惚感を伴う理由はここにあります。

登山やマラソンは、身体が人工的な危機に曝されている擬似的状況です。ときにこの危機感がクセになる常習者がいるのも、やはりオピオイド系の作用です。スポーツの心地よさは、たいてい恍惚への耽溺《たんでき》そのものです。

外敵に襲われた動物もおそらく同じです。無痛と同時に恍惚を伴っている可能性がありま す。結局は逃げられず捕食者に食べられてしまう時、意識明瞭なまま身体が食いちぎられていきます。しかし私たちが想像するほどには、苦しんでいないと考えられています。実際、ライオンに捕らえられたシマウマはふと諦めたように体を横たえます。その姿は、自らの身体を天然の栄養源として喜んで捕食者に寄贈する雄姿にも見えます。

武士道では、体の正面に受けた「向こう傷」は名誉の傷で、背後から受けた「後ろ傷」は恥の傷です。敵に襲われても正対する雄姿は、実は、恍惚の極致に浸る自己陶酔なのかもしれません。

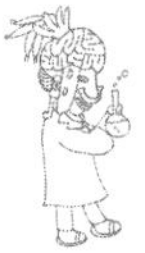

チアリーダー効果はなぜ起こる

活躍したプロ野球選手のヒーローインタビューを見たけど、期待したほどのイケメンでなかった。人気アイドルグループの中心人物がソロ活動したのに一向にうだつがあがらない。合コンで知り合った人とデートしたらがっかりした――。

そんな話をよく聞きます。これは気のせいではなく、古くから知られた現象です。共通しているのは「人は個人でいるより、集団でいるほうが魅力的に映る」という点です。この現象は、2008年に放映されたアメリカの人気テレビコメディー「ママと恋に落ちるまで」の1シーンにちなんで「チアリーダー効果」と名付けられ、専門家の間でも定着しています。[37]この意味するところは、「チアガールは一見華やかに見えるが、改めて個々のメンバーを眺めてみると……」ということのようです。

チアリーダー効果はなぜ生じるのでしょうか。すぐに思いつく理由は、人が社会性の生物であるという点です。つまり人は一人孤独でいる状況でなく、人同士が相互作用する集団に適合するように設計されているという考えです。だから皆でいるほうが、生き生きとするというわけです。これは、周囲から嫌われ孤立しないために「集団でいるときには魅力的に振る舞うよう努める」よう自然とプログラムされているという見方もできます。

しかしカリフォルニア大学のウォーカー博士らは、こうした考え方には否定的です。なぜならチアリーダー効果は写真でも生じるからです。1枚を単独で見るよりも、複数枚の顔写真の中に並べられたほうが魅力を増すからです。昨年の「心理科学」誌の論文によると、4枚の顔写真を並べれば十分なチアリーダー効果が得られるそうです[38]。

次に思いつく仮説は「見る時間」です。人数が多くなれば当然、一人ひとりを吟味する時間は短くなります。一般に顔写真の表示時間が0・5秒よりも短くなると、じっくりアラ探しができず、結果としてその人物への評価が高まることが知られています。そこでウォーカー博士らは平均凝視時間が平等になるよう調整し、テストしました。しかし、チアリーダー効果は消えませんでした。

このほか、人の魅力を高める効果が知られているのは「隠蔽」です。たとえば女性が美しく見える条件として「夜目・遠目・笠の内」（注：暗がり・遠方・笠をかぶったとき）という言葉が有名です。いずれも「よく見えない」という共通点があります。脳は隠蔽されてい

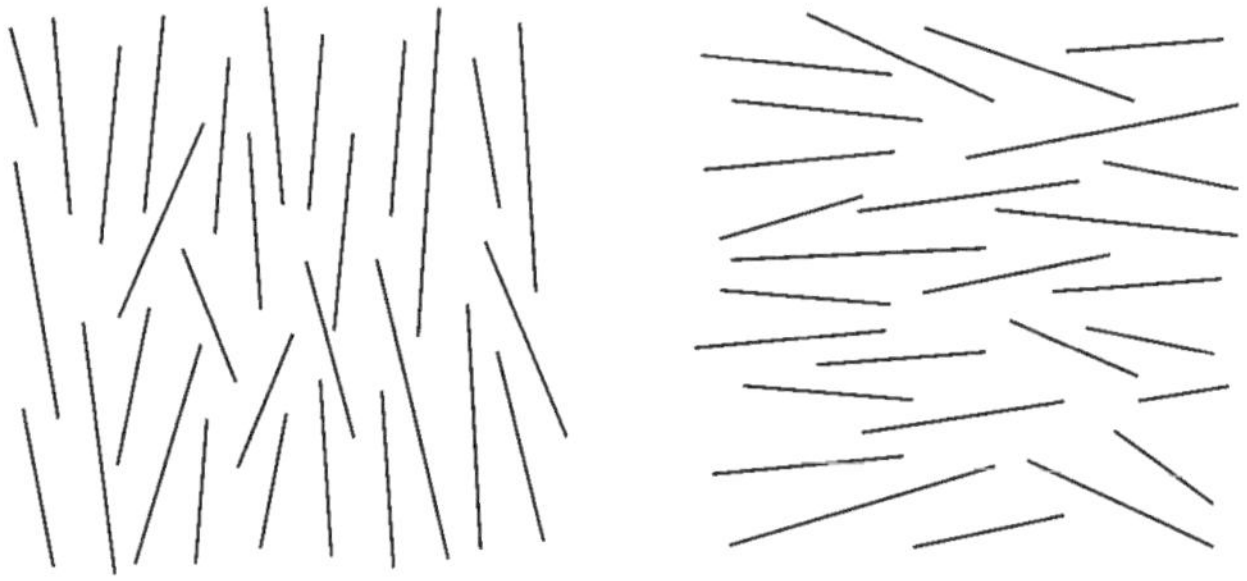

全体として縦方向（左）や横方向（右）を感じる

る部分を理想像で補うものです。そこで博士らは、焦点の合っていないピンぼけ写真で実験を行いました。たしかにピンぼけにするだけで顔の魅力点は偏差値にして10も上昇しました。しかし、集団になるとさらに高評価となり、チアリーダー効果はピンぼけにしても見られました。

結局のところ、チアリーダー効果は次のように説明されています。群像を眺めるとき、脳は自動的にその平均的な傾向を割り出します。たとえば、上図ではさまざまな方向の棒が並んでいますが、全体として縦方向や横方向を感じます（厳密な縦棒や横棒が一本もないことに注意してください）。これと同様に、脳は自然と顔についても集合写真の全体の傾向から「平均顔」を割り出すのです。

ここで大切なことは、平均的な顔はクセがなく魅力的に映るという事実です。コンピュータータグラフィックスを用いて顔画像を合成するとき、より多くの顔を合算するほど魅力度が高まります[39]。だから「集団の平均顔の点数が、個人の実点の平均値よりも高くなる」のです。

チアリーダー効果は単純な現象のようで、意外と奥深い脳の高次な計算結果なのです。

　脳と脳を結合したら何が起こるだろうか――最近そんなSFのような研究が進みつつあります。最先端を走るのは米・デューク大学のニコレリス博士らの研究グループです。彼らは、脳をつなげて回路網を作ることを、ブレインとネットワークを組み合わせて「ブレイネット」と呼んでいます。[40・41]

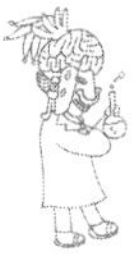

ヒトの脳は協調し合う

　そもそもヒトは普段から他人と共同作業をしています。友人と会話をしたり、恋人と映画を鑑賞したり、仲間と野球をしたり。複数名で協調して行動する機会は、枚挙に暇がありません。

　赤信号で停止して青信号の相手方に通路を譲ったり、禁煙場所で喫煙を控えて周囲の人の健康への配慮をみせたりと、「規則に従う」ことも社会全体から見れば共同作業だと言えます。

　ここではシンプルに会話したり、単調な作業を共同で行ったりしている時のことを考えてみましょう。こうした状況下での脳活動を測定すると、気が合っている時ほど相互の脳の活動が似ていることがわかります[42]。つまり、ブレイネットを使って脳を物理的に接合するまでもなく、そもそも日常生活でヒトは脳を協調させ合っているとも言えます。

さて、ニコレリス博士らが先月発表したブレイネットの成果を二つ紹介しましょう。まずはサルを使った実験から[40]。

3匹のサルに、コンピューター画面内の仮想空間のボールを、目的の場所へと移動させる共同作業を行ってもらいます。仮想空間はXYZ軸の3次元です。その各軸の動きを各サルが担当するという共同作業です。1匹でも失敗すればボールの軌道は逸れてしまいますから、息の合った作業が要求されます。

この実験では、サルは手でレバーを操作するのではありません。脳が直接コンピューターとつながっていて、3匹のサルの神経活動がコンピューターを介して連動するという仕掛けです。そんな奇妙な状況でも、1カ月ほど訓練すると上手に連携してボールを運ぶことができるようになることがわかりました。

続いてはネズミの研究で、4匹の脳を連動させることに成功しました[41]。1匹のネズミを1個の計算素子と見立て、全部で4素子からなる人工回路を作り、様々なタスクをさせたのです。人工知能といっても素子は4個。最先端の人工知能に比べれば、はるかに規模の小さい回路ですが、簡単な画像の認識などをこなすことができました。

このタスクの最中、ネズミたちはあくまでも「素子」に徹しています。個々のネズミは上流の回路から送られてくる信号に応じて、脳活動を変化させているだけです。すると、頭部に装着された装置がその脳活動を読み取り、下流の回路に伝える。そうした一連の作業を粛々と進めているだけです。

だから、まさかその作業によって人工回路が全体として「画像認知」という高等な作業を行っているとは、ネズミたちには思いもよらないことでしょう。

ちなみにブレイネットの作業効率は、ほぼ動物1匹分に相当します。3匹もしくは4匹揃ったからといって、より高い能力が発揮されたわけではありません。現状ではまだ、1人で走った方が速い二人三脚競技に似ていて、複数匹が集まってようやく「一人前」です。つまりせっかく脳をつないでも、全体としてはかえって効率が低下しているのです。

こうした限界や問題は、おそらく今後解決されるでしょう。その時、その「集合脳」にどれほど飛び抜けた能力が発生するか——今から楽しみです。

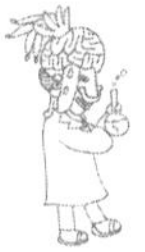

苦労して手に入れるからありがたい

武者小路千家の若宗匠、宗屋さんから、お茶の手ほどきを受けました。短時間の講義でしたが「堅苦しいことにとらわれず、ともあれ楽しむ」ことが大切だと教えられました。茶道は細かいルールに呪縛された排他的な閉鎖世界――。そんなふうに一方的に勘違いしていたことを反省しました。

お茶をたてるための細かい手続きの一つひとつには、合理的な意味があったとのこと。400年前の食生活や衛生状態に、武士の文化を合併しつつ結晶化されたものが、茶道の所作だそうです。もちろん科学技術が進歩し、生活環境が大幅に改善された現代では、そうした所作のいくつかは、本来の機能的意義が消え、耽美的なシンボルへと昇華されたものもあります。

だからといって、それを無意味だと切り捨てることはできません。むしろ逆です。脳には認知的不協和というクセがあるからです。

たとえば、こんな実験例があります。ある団体に所属するときに、希望すれば誰でも入会できる場合と、厳しい試練を経て仲間入りできる場合を設けます。すると、たとえ根拠のない儀式であっても何らかの入団基準があったほうが、入会後に、その団体への所属感や愛着が強くなります。[43]

脳は労せずに手に入れたものよりも、何らかの対価を払って入手したものを好みます。作法に則《のっと》りたてられた茶は、その通過儀礼があるからこそ、「ありがたみ」が伴うわけです。

研究室で飼育しているネズミたちを思い出しました。

私は仕事柄、連日、ネズミの行動を観察しています。通常、餌は皿に入れられていて、好きなときに食べられる状態にしてあります。もちろんネズミは十分に賢いので、レバーを押すと餌が出てくる仕掛けに変えても、すぐに学習し、上手にレバーを押して、餌を食べるようになります。

そこで、こんな実験をしてみましょう。2種の餌を、同時に与えてみるのです。一つは皿に入った餌、もう一つはレバーを押して出る餌。どちらの餌も同じものです。さて、ネズミはどちらの餌を選ぶでしょうか。

試せばすぐにわかります。レバーを押して餌を取る率が高いのです。苦労せずに得られる皿の餌よりも、労働をして得る餌のほうが、価値が高いというわけです。

実は、これはイヌやサルはもちろん、トリやサカナに至るまで、動物界にほぼ共通してみられる現象で、「コントラフリーローディング効果」と呼ばれます[44]。ヒトも例外ではありません。先の実験を、就学前の幼児に対して行うと、ほぼ100%の確率でレバーを押すことがわかります。成長とともにレバーを押す確率は減っていき、大学生になると五分五分の選択率となりますが、やはり、完全に利益だけを追求することはありません[45]。

こうした脳の本質的なクセを知ると、労働の価値について考えさせられます。悠々自適で贅沢三昧の生活は、誰もが憧れます。しかし仮にそんな夢のような生活が手に入ったとして、本当に幸せでしょうか。

ちなみに、これまで調べられたなかで、コントラフリーローディング効果が生じない動物が、1種だけ知られています。飼いネコです[46]。ネコは徹底的な現実主義です。レバー押しに精を出すことはありません。もしかしたら、茶道の「ありがたみ」とは無縁な、独特な価値観を持っているのかもしれません。

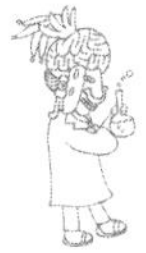

百貨店での不思議

百貨店ネタを二つ紹介しましょう。

百貨店には何台ものエレベーターが並んでいます。あるとき8階に上がろうとボタンを押したところ、ちょうど1階を出たばかりでした。隣のエレベーターを見ると、やはり1階を出たばかりでした。

このように複数のエレベーターが似たタイミングで上下するのは、よくある風景です。せっかく多数のエレベーターを用意しているのだから、もっとバランスよく運行すれば、客のストレスを減らすことができそうですが、どうしてエレベーターの運動は「同期」するのでしょうか。

これは意地悪ではなく、自然現象として勝手にシンクロしてしまうのです。専門的にいえば「自己組織化による創発現象」です。

ユーリヒ総合研究機構のガラス博士が、計算シミュレーションを用いて、この事実を確認しました。[47] コンピューター内に複数の仮想エレベーターを用意し、各階でランダムに客がやってくる状況を作りました。すると、エレベーター同士は、相互に連絡をとりあうことなく、それぞれが勝手に動いているはずなのに、まるで申し合わせたように、しだいに上下のタイミングが揃ったのです。

直感的に説明すると次のようになります。エレベーターAとBの2台を考えましょう。AがBに先行しているとします。待っていた人々は先に着いたAに乗ろうとするでしょう。当然、人が乗れば時間がかかります。そのぶん長く扉が開いていますから、本来乗り遅れるタイミングだった人も「駆け込み乗車」ができます。だから、さらにAの出発は遅れることになります。一方、後からくるBは、Aが客を乗せて出た後なので、待ち人が少なく、ガラガラです。ですから停止時間が短縮し、すばやく出発できます。

結局、先行するAよりも、後発のBのほうが、移動スピードは速くなります。だからBはAに追いつくのです。勢い、もしBがAを追い越したら、今度はAが後発になるため、Aの速度が上がります。以下同様……。結局、AとBはほぼ同じタイミングで上下運動をすることになります。こう考えればエレベーターの同期は「当然の現象」であることが理解できます。

さて、二つ目の話題は、エレベーターでなく、エスカレーターです。

故障して止まっているエスカレーターに乗ったことはあるでしょうか。乗った瞬間に、身体と感覚が一致しないような不思議な違和感を覚えます。この「故障エスカレーター現象」の仕組みは、実に複雑ですが、最近ようやく解明されつつあります。[48]

この現象は、視覚認知と運動命令が別の神経系統で処理されていることに由来します。「エスカレーターが止まっている」と目では認識しつつも、体のほうは「いつもの習慣」でつい前に重心を移動させてしまい、整合性が取れなくなります。意識と無意識のちょっとした「すれ違い」です。

私たちは「自分」が一人しかいないと信じています。しかし脳の中では、複数の自己が同居し、並行して作業をしています。簡単な動作ならば、一つひとつの筋肉の収縮を、意識せずに「あの自分」が代行してくれます。つまり無意識です。これはとても大切なことです。もし身体のすべてを「私」一人が制御していたら、心はパンクします。食事しながら会話したり、歩きながら考えごとをしたりといった並行処理は、複数の自分が脳内に雑居しているからこそできる「曲芸」です。

それだけたくさんの「私」を自分の中に抱えていれば、ときに各人の足並みが揃わないこともあるでしょう。故障エスカレーター現象は、そんな脳が見せる、ちょっとした愛嬌です。

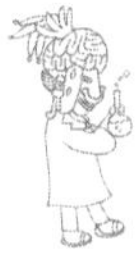

時間が逆転すると記憶はどうなるか

過去の記憶はあるのに、未来の記憶がないのはなぜですか――そんな質問を受けたことがあります。10年ほど前の話です。言葉遊び的な要素の混じったその質問の意味を、当時は深く考えもせずにいたのですが、時間とともに心の中で比重を増してきました。

この質問は「なぜ時間は過去から未来への一方通行なのか」という本質的な問いに根ざしています。もっと言えば、そもそも「なぜ時間が存在するのか」という哲学的な問いとも関係があります。理由はともかく、なぜか、この世に時間が存在し、そして私たちの脳は、その時間を感知できるように進化しました。

では、時が流れていることを感じ取ることができるのはなぜでしょうか。ポイントは「記憶」にあります。

たとえば、もし世界がまったく変化しなかったら、時間経過を知ることができるでしょうか。まったく変化のない世界を想像してみてください。時計の針は止まり、木の葉が揺らぐこともなく、一切のものが静止しています。生まれて以来、何も変化しない世界で暮らしていたら、時間を感じることはできないでしょう。

私たちは「変化」するものを観察することを通じて、はじめて「時の移ろい」を知ることができます。「変化した」という事実を知るために必要な要素こそが、記憶です。以前と現在の差異を検知するためには、以前に眺めた世界がどんなだったかを「記憶」しておかねばなりません。過去の記憶と現在を比較照合し、両者に違いがあった場合に「変化した」と判断できます。つまり、脳に記憶力が備わっているから、私たちは時間経過を感じることができるのです。

記憶は、過去に見聞したことの「蓄積」です。いわば情報の時間積分。時間が過去から未来に一方通行に流れるからこそ、脳は記憶を蓄えることができます。もし逆方向に時間が流れたら、せっかく蓄えられた記憶が剥がされることになります。つまり、時間が逆流すると、脳内の記憶は次々に消えて、失われてゆきます。

こうした思考実験は、考えれば考えるほど不思議な気分になり、そしてまた、楽しいものです。ところが、以上の考察はまだ不十分です。前提が中途半端なのです。もっと考えを推し進めましょう。

そもそも「時間は逆流しない」という保証はあるのでしょうか。時間の順行性を仮定する必然性は、実は、どこにもありません。現代物理学によれば、時間は未来に向かっても、過去に向かっても、双方向に流れている可能性があるそうです。

もう一度思い起こしてください。私たちが「時の変化」を感知できるのは、記憶があるからです。一方、もし時間が逆転すれば、私たちの記憶は失われてしまいます。記憶がなければ変化を観察することはできません。つまり、逆行する時間は、たとえ存在したとしても、私たちの脳では感知することができません。「記憶を用いて時間を検出する」という手段を脳が採用している以上、ヒトが観察できる時間は、過去から未来に流れる一方向の時間だけなのです。

だから、「あたかも時間は一方通行であるかのように感じられる」という可能性はないでしょうか。冒頭の質問の「未来の記憶」は、「記憶」の定義に照らせば存在しない、もしくは、「すでに消失してしまった何か」ということになります。

もし「未来の記憶」が鮮明に脳内に残るものであれば、私たちは、両方向性に綾をなす豊かな時間感覚を身につけていたことでしょう。

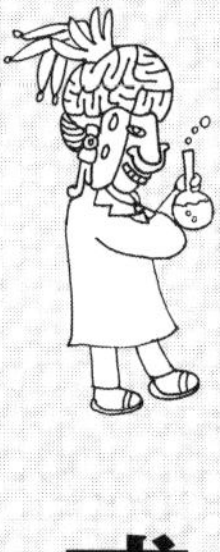

III

感性を刺激する

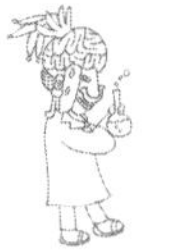

諸刃の知識

ネット掲示板やSNSでは独特な言葉が飛び交っています。たとえば「kwsk」や「mtk」がそれです。どんな意味か知っていますか。それぞれ「くわしく」「むかつく」という意味のようです。ローマ字表記の「kuwasiku」から母音を省略し、子音のみで表記した記述法です。

こうした若者特有の文化を「バカげている」「オタクだ」と退けるのは早計です。なぜなら、母音を省略する記述法は「アブジャド」と呼ばれ、言語学における正式な文字体系だからです。有名なところでは、フェニキア語やヘブライ語がこのアブジャドを採用しています。

実際、ヘブライ語で書かれた聖書は、子音ばかりで書かれています。母音がないということは、裏を返せば当時の正しい発音を再現できない、ということです。たとえば、イザヤ書第12章第3節には「マイム・ベサソン」（「喜びとともに水を」の意）という一節が出てきます。フォークソングの歌詞として有名ですが、これも子音だけで記されています。だから現代の私たちは間違った発音で歌っている可能性もあります。

文章に母音がないと、読むときに混乱しないのかと心配になります。かつてイスラエルを旅したときに、ヘブライ語を母国語とする現地の人に「子音ばかりで困ることはないか」と尋ねたことがあります。ところが、「子音だけでも単語を推測できるので、特段不都合はない」との返答でした。

なるほど。私たち日本人もこれと似た経験をすることができます。たとえば次の文を読んでみてください。

えれげてえ　げぜえめせて

慣れないと、文字面を見ただけではさっぱり不明かもしれませんが、おそらく声に出して読めば通じることでしょう。「ありがとう　ございました」です。

日本語はすべての文字を特定の段（ここでは「エの段」）に変換して発音しても、大概意味が通じるのです。つまり、母音の情報が欠けても、これまでに蓄えた知識があるため、脳内でもとの発音を再現することができるわけです。実際、日本語に慣れ親しんでいればいるほど、スムーズに原文を再現できます。

裏を返せば、日本語は必要最低限の音数を超えた豊富な母音を備えているともいえます。いや、日本語に限らず、一般的に言語は「音韻余剰」であることが知られています。これと同じことが、ヘブライ語の書き言葉でも当てはまるのだと思います。

同様の現象は、書き文字にも見られます。たとえば、文節の単語の最初と最後の文字が正しければ、読むことができます。[49]

ありとがう　ございまいした

いかがでしょうか。誤字だらけの文章ですが、脳が自動的にタイプミスを修正してくれたことでしょう。日本語の知識を駆使して、正しい単語を高速で推測するのです。

バレンシア大学のペレア博士らは昨年、視覚障害者が点字を読むときにも、同じように自動補正によって誤字を修正しながらスラスラと読むことができることを報告しています。[50]つまり、文字の自動補正は万国に共通な脳の高次機能だといえます。

しかし、この能力には負の側面もあります。次ページに載せた四つの単語を読んでください。Electroharmonixという風変わりな字体が使われていますが、れっきとしたアルファベッ

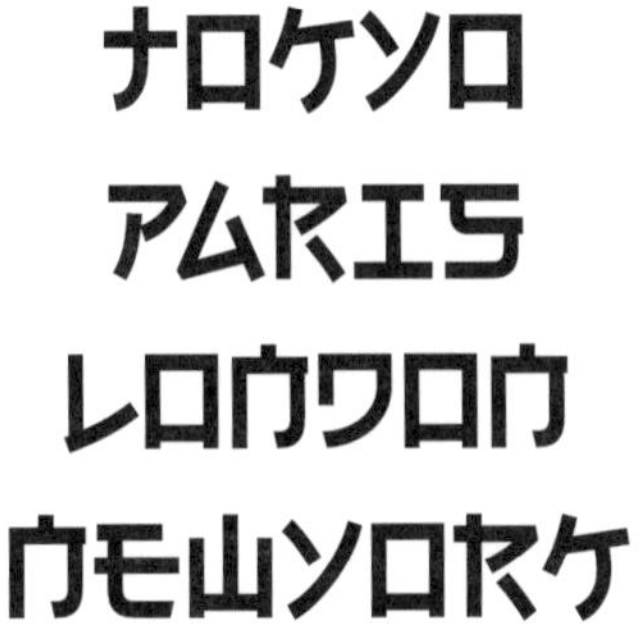

答　TOKYO　PARIS　LONDON　NEWYORK

トで書かれています。ヒントは大都市の名称です。

実際、英語を母国語にする人はスラスラと読むことができるのですが、たまたま日本語に似た字体があるため、私たち日本人には判読が難しくなっています。日本語の知識が邪魔をして、この単語を読む能力が奪われているのです。

このように「知識」は判断を迅速にするばかりではなく、その一方で、判断を偏らせることもある諸刃の剣です。「知る」ことは、いわば「世界を歪める」こととほぼ同義なのです。

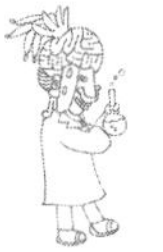

聖夜に甘い刺激を

ある海外SF番組の食卓のシーンに描かれていた宇宙食が印象に残っています。その「高機能性食品」は長期間の宇宙旅行に耐えられるよう化学的に加工され、また運搬しやすいように小型軽量化された固形粒でした。一粒食べれば必要な栄養が得られます。ただおいしさは二の次だったのでしょう。食事中に別途、脳を直接刺激して、仮想的な味覚を誘導していました。

この番組をみた私は「現在の技術ではもちろん不可能だとしても、将来ある程度までは実現できるかもしれない」と感じました。ところがこの将来は意外と早くやってきそうだと予感させる発表が相次いでいます。仮想的な味覚を惹起する方法が開発されたのです。その方法は二つに大別されます。

①舌を人工刺激する

です。

②脳を人工刺激する

①の方法については、3年前にシンガポール国立大学のラーナシン博士らの研究グループが新装置を発表しています[51]。板状の電極を舌に押し当てていると、先端部の電流と温度が変動し、味覚を引き起こします。

博士らは電極を精密に制御することで、五つの味覚のうち、旨味以外の四つ、つまり甘味、酸味、塩味、苦味を惹起することに成功しています。この「デジタル飴」の技術をインターネットに接続すれば、味覚レシピを世界中に配信して、世界中で同じ仮想料理を同時に賞味することができるかもしれません。

一方、②の方法は開発が遅れていましたが、先月コロンビア大学のズーカー博士らが「ネイチャー」誌に発表したネズミの実験をみると、希望が持てそうです[52]。

博士らは味覚の中でも、甘味と苦味に着目します。直径わずか1センチ強のネズミの大脳において、この二つの味覚を担当する大脳皮質領域は2ミリも離れているので、実験する上で、分けて刺激しやすいのです。

基本的な感情として甘味は快楽で、苦味は嫌悪です。まず博士らは、甘味や苦味の脳領域を直接刺激すると、ネズミが快や不快を感じるかどうかを調べました。ネズミの部屋を左右二つに分けます。ネズミが左半分に行ったときに甘味の脳領域を刺激するように条件づけると、左半分に滞在する時間がのびました。苦味の脳刺激で条件づけると、逆に左半分に滞在する時間が減りました。つまり味覚領域を刺激するだけで、何も口にしていなくても、快や不快の行動が生じるわけです。

とはいえ、ネズミは言葉で「いま甘いです」と伝えてくれるわけではありません。この実験だけでは、行動で見られた快がいわゆる「甘味」と同等であるかどうかはわかりません。これを証明する手立てはないのでしょうか。

ズーカー博士らはひと工夫することで、この難題を解決しました。甘いもの、苦いもの、塩辛いものなど、様々な化合物全50種を順次ネズミに舐めさせ、いま舐めたものが甘かったら舌を引っ込める、苦かったら舌を伸ばす、などのルールを教え込んだのです。こうすることで、舐めたものをネズミが甘く感じたのか苦く感じたのかを、人が知ることができます。

そこで、博士らは甘味の脳領域を刺激してみました。すると「甘い」ものを舐めた時と同じ舌使いを示しました。確かにネズミは脳刺激だけで「甘味」を感じているようです。

今はクリスマスシーズン――。街には美味しそうなケーキがウィンドウを飾り立てています。苺のショートケーキが大好きな私は、食べたい衝動を抑えるのに必死です。もし大好きなケーキを、脳刺激で仮想体験できれば、体形を気にせず、思う存分楽しめそうです。

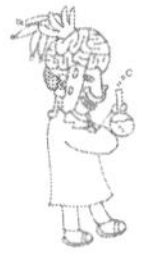

音楽を習う別の目的

音楽の授業は何のためにあるのでしょう。国語、算数、理科、社会、英語の主要5教科はいわゆる「お受験教科」です。生徒のみならず、保護者もまた、成績の良し悪しに気を揉みます。

一方、音楽や体育や図画工作など主要5教科以外の授業は、推薦入学で内申点を気にするのでなければ、どちらかといえば息抜き時間の雰囲気があり、教科としてはなおざりにされがちです。いや、目の前の目標に頭が一杯な受験生にとっては、音楽や図工の期末テストの対策は、ほとんど時間の無駄。邪魔な教科として扱われてすらいます。

では、音楽の授業はなんのためにあるのでしょうか。体育ならば体力をつけて身体バランスを整えます。図工は機械の動作原理や道具の用法を学びますから、日常生活への即戦的効果が期待できます。一方、音楽の有益性は何でしょうか。

情操教育を通じて人らしい豊かな心を育むため——そんな声が聞こえてきそうです。確かに日本では明治5年に学制が制定された当初から、「音楽」は一貫して学校の一教科でありつづけ、現在の文部科学省の小学校学習指導要領にも、「音楽経験を生かして生活を明るく潤いのあるものにしようとする態度を養う」と明記されています。

しかし脳の観点から言えば、音楽の目的は情操教育だけではありません（情操教育のためだけならば、なにも音楽である必要はありません）。実は、音楽教育には実利的な効用があります。音韻への反応性を高めるのです。

音を聴いたときの脳反応を脳波で測定すると、聴覚皮質でN1と呼ばれる特徴的な応答が記録されます。音の開始から0・1秒後に生じる瞬間的な神経反応です。N1の応答は子どもの成長に伴って、徐々に大きくなります。[53] N1の大きさは、いわゆる「耳のよさ」を反映すると考えられています。成長とともに様々な音を聞き分けられるようになることに関連しているというわけです。

プロの音楽家の脳ではN1が大きいことが知られています。[54] 大きなN1を示す脳では、通常よりも脳波の反応が速く、騒音によってかき乱されにくいだけでなく、音への反応のブレが小さいのです。また、ちょっとした音の違いにも鋭敏に反応することが知られています。

実際、プロの音楽家は声を識別する能力に長けていて、一般人に比べて大きな騒音の中でも上手に会話をすることができます。[55] おそらく長い音楽の鍛錬の結果、音全般への反応確度までもが高まったのでしょう。面白いことにプロでなくても音楽の訓練によって同様の変化が生じるようです。

ノースウェスタン大学のクラウス博士らが先月「米国科学アカデミー紀要」で発表した論文を紹介しましょう。[56] 博士らは高等学校で音楽を選択した生徒と、選択しなかった生徒の差に注目しました。授業は週3時間ほどで、選択クラスのメンバーで吹奏楽の練習をして、大学生レベルの合奏を目指そうという内容です。

脳波を追跡調査したところ、入学から卒業まで3年間で、音楽選択の生徒ではN1が大きくなっていました。音韻を聞き分けるテストでも非選択コースの生徒に比べ、卒業時に2倍以上の向上が見られました。実際、音楽を選択した生徒は騒音の中での会話も上手でした。このように音韻への優れた脳反応は、当然ながら語学の習得に有利に働くことでしょう。[57]

それにしても幼少時でなく、成長後の高校生になってから音楽を始めても、十分な効果が得られるとは、なんとも嬉しい知らせです。楽器の手習いを始めたくなりました。

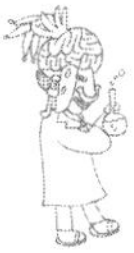

「私は幸せ！」は本当に幸福なのか

本人がいいと言っているのだから、それでいいのでは——。他者の幸福観に干渉すべきか否かは、常に難しい問題です。

心には二つの世界があります。意識と無意識です。普段は意識に上る世界しか「意識的」に感じませんから、つい意識の自分こそが「真の自分」であると勘違いしがちです。

しかし、水面下に広がる無意識の影響は無視できません。いや、むしろ無意識の支配力は圧倒的で「真の私は無意識に存在する」と言っても過言ではありません。

そこで冒頭の質問です。たとえば、貧しい暮らしを強いられて不幸そうな生活を送っていますが、本人は気にも留めず「私はこれで十分に幸せだ」と言っている人がいます。さて、この人は本当に幸せでしょうか。

多くの人は「本人が幸せならば周囲がとやかく言う問題ではない」と回答することでしょ

う。つまり、表層的な「意識」が幸福でさえあれば、真の姿である「無意識」が幸福か否かはどうでもよい——という立場です。この立場は極論ではありますが、特定の側面を注視した立派な解釈でしょう（「幸せは貧富だけで決まるわけでない」と方向転換し、真正面からの議論を避ける方法もありえますが、今回はあえてこの回答は考慮しません）。

ところが最近、ある論文を読んで、果たして、その立場でよいのだろうかと考え込んでしまいました。3月の「サイエンス」誌でカリフォルニア大学のディット博士らが発表した論文です[58]。

博士らは、人々の性格を保守派（コンサバティブ）と自由派（リベラル）に大別し、幸福度のアンケートをとりました。すると、保守派のほうが「自分は幸せだ」と満足度が高いことがわかりました。さらに保守派は、鞭を打って自分を鼓舞する傾向があることもわかりました。

まだ結論に飛びついてはいけません。この結果だけでは、保守派の人は「自分を鼓舞することで社会的な成功を勝ち取って幸せ」なのか、「自分を鼓舞して自分が幸せ者であると信じ込んでいるだけ」なのかは不明です。そこで博士らは、笑顔の回数を測定することにしました。

目をつけたのは国会です。議員たちの振る舞いを分析したのです。すると、笑顔の頻度は保守派と自由派で同程度でした。

ところが、注意深く解析すると、保守派の笑顔は口角があがっていても目元が笑っていない場合が多かったのです。「作り笑顔」です。会話の内容も、保守派は前向きで明るい単語をあまり使用しないことがわかりました。

もちろん、議員が国会の答弁で見せる行動が、一般人の日常的な傾向を反映しているとは限りません。そこで、博士らは、一般人のネット書き込みを大規模に解析しました。すると、やはり保守派のほうがポジティブな単語を使う回数が少ないことがわかりました。

結局、保守派は意識の上では「自分は幸せだ」と信じていますが、実際の行動は逆で、自由派のほうが幸せそうに見えるのです。

もちろん、ここで先の「本人が幸せならば」の議論を持ち出すことは可能です。しかし、笑顔が少なく、発言もネガティブだとしたら、当人の自己満足だけで済ませてよいのでしょうか。たとえば、意識の上では「自分は健康だ」と思っていても、実際には血圧や体脂肪率や血糖値が高く不健康だとしたら、「本人が健康だと信じているのならば」と放置することはできないでしょう。

この原理は、体の健康だけでなく、心の健康にも当てはまります。幸せを「当人の意識」だけで定義することはできないはずなのです。

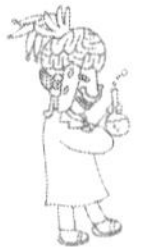

ヒトの「好み」を変える

脳を操作して「好み」を変える実験が成功しました。フランス国立科学研究センターのベンヒェナン博士らが先月の「ネイチャー神経科学」誌で発表した研究です[59]。

研究のポイントは「強化学習」です。たとえば、おいしい料理を食べたら、また食べたいと感じます。快感を覚えると、それを渇望する、もしくは、再びその快感を得るために行動を起こす——強化学習はそんなイメージです。

私たちの日常の多くが、強化学習で占められています。好きな音楽や映画を鑑賞したり、給料日を楽しみにバイトに勤しんだり、試合に勝つために日々の練習に打ち込んだり。これらはすべて強化学習の一種です。

教育においても強化学習は積極的に利用されます。「褒めて伸ばす」はその典型でしょう。褒められた子どもたちは、その結果をもたらした行動（例えば、テストでよい点数をとるための勉強）の頻度を増やします。

こうした「しつけ」は、一歩引いて考えれば、子どもたちは単に快感を求めただけだとも言えます。「褒める」という行為は、人間味溢れる温かさを感じさせますが、実は、「脳の報酬系刺激による習癖化」という、きわめて機械的な脳の反射反応を起こしているわけです。

強化学習は、「快」との直接的な因果関係がなくとも成立します。ある瞬間が快適でありさえすれば、その状況に付随したものに好意を感じるようになります。たとえば私たちは、雨の日に出会った人よりも、晴れた日に出会った人を高く評価する傾向があります。つまり、その場が「快」でさえあれば、その「快」の原因が何であるかを、脳は問題にしていないということです。強化学習はとことん無機的なプロセスなのです。

これを強烈に推し進めたのが、ライデン大学のブロム博士らが昨年行った実験です[60]。身体でとりわけ快感を引き起こすのは性器です。博士らは102人の男女に、顔のイラストを見せながら性器を微細振動機で刺激するという大胆な実験を行いました。すると予想通り、刺激中に見えていた顔を高評価するようになりました。特に女性ではこの効果が強く、しばらくして好意が消えても、その後に再燃しやすいこともわかりました。

この実験の重要な点は、人の「好み」が外的な刺激によって操作され得ることを示している点にあります。この強化学習の強烈な効果を、睡眠中に応用したのが、冒頭で紹介した研究です。ただし、こちらはネズミの実験です。

ネズミに迷路を探索させると、その後、寝ているあいだにその経路を想起していることがわかります。海馬という脳部位には「場所」に反応する神経細胞がありますが、それが睡眠中に再活性化するのです。

そこで、ベンヒェナン博士らは、ある場所の神経細胞が活性化したときに、脳内の快感神経を電気で刺激しました。すると翌日、ネズミは迷路内で、その神経細胞に対応した場所に長くとどまるようになりました。寝ている間に好みが操作されたのです。

このデータは鮮烈です。私たちの嗜好が、無意識のうちに、他人の思い通りに操られ得ることを示しています。なんとなく怖い思いがします。しかし、改めて考えてみれば、教育やしつけも、親や教師が「子どもの傾向や嗜癖を（親や教師にとって）好ましい方向へと（本人の意図とは別に）操作すること」ですから、このネズミ実験でやっていることと実質的に同じです。

強化学習は、脳に本質的であるがゆえに、それだけ単純明快な形態をしています。だからこそ容易に操作でき、その結果、こうして私たちの日常に広く浸透しているのでしょう。

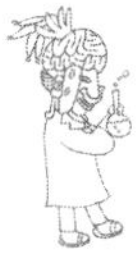

「書こう」という意志の正体

いま私の指は、コンピューターのキーボードをタイプしながら、このエッセイを書いています。頭の中で書こうと意図した文章が、次々に画面に連ねられてゆきます。まるで私の心の中が自動変換されていくような不思議な錯覚です。

なにも私がタイピングの上級者で、意識せずにキーボードを高速で叩くことができると自慢しているわけではありません。私が不思議なのは、私が「書こう」と意図したことが、なぜ実体を伴ってこの世に現れ得るのかという疑問です。もっと言えば、その「書こう」という意志とはそもそも何物なのかという問いです。なぜ、意志という実体のない「心」が、物体という実体へと具現化できるのでしょうか。

精神と物質の関係を突き詰めて考えると、奥深いことがわかります。いえ、奥深すぎて、かえってわからなくなります。心と物は、あまりに異質な両者で、とても相いれる関係に思えません。二つの疑問に分けて考えればわかりやすくなります。

疑問1　心は物質に作用するでしょうか。

疑問2　物質は心に作用するでしょうか。

先の私の不思議な感覚は、疑問1に当たります。実は、この問いは「念力は存在するか」という疑問にも関連があります。私を含め、多くの研究者は、念力のようなオカルト的な魔力は物理学的にはありえないと考えています。外から力が与えられず、目の前の物体が突然動きだしたら、力学の法則、たとえば、エネルギー保存の法則に反します。

では「意志」はどうでしょうか。タイプしようと念じたら、私の指がその通りに動きます。指の動きは紛れもなく、大脳皮質の運動野から発生した神経指令が、脊髄を通って指の骨格筋に伝えられることによって発動されます。すべては物理化学の法則に則った神経指令で、ここには科学的な矛盾はありません。

では問います。その最初の神経細胞を活性化させた「上流」は、一体何でしょうか。真剣に考えてみてください。

原因として「意志」という心の作用を持ち出せば、それは「心が物質に影響を与える」ことを認めたことになります。「意志という見えざる力が神経回路の電流を発生させる」というこの構図は、「念力が物体に作用する」と同じで、安易に「意志」を想定することは、心脳問題を軽視した議論の逃避です。

神経細胞を活性化できるのはシナプス回路の上流にある神経細胞であるはずです。実際、脳活動を調べた研究から、指を動かしてタイプしようと「意図」する前に、脳はタイプを開始する準備を始めていることが知られています。[61] ただし、その準備プロセスは意識には上りません。つまり、私が「意図」したときには、すでに無意識の脳は準備を整えています。

この事実は驚くべきことではありません。すべての現象には必ず「事前」に原因があります。私の「意志」にも、その原因は脳の中のどこかにあったはずです。つまり、脳を調べれば、意志を準備する脳活動が「あらかじめ」存在するのは、当然のことなのです。

と、ここまで文章を一気にタイプしてきました。私が頭で考え、この世界に捻り出した（つもりに本人はなっている）一連の活字文は、一体どこまでが私の「意志」を反映したものなのでしょうか。いや、自分の意志として実感される、この感覚は一体どこからやってくるのでしょうか。心の世界と物質の世界——。熟思に足掻《あが》けば、深みに嵌《はま》る泥沼です。

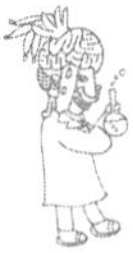

色と脳の不思議な作用

指揮者とお話しする機会がありました。近々ベートーヴェンの交響曲「運命」を演奏するというので、対談の予習のために「運命」の録音をいくつか聴きました。中でも衝撃を受けたのが、フルトヴェングラーが指揮したベルリン・フィルハーモニー管弦楽団の演奏です。20世紀最大の指揮者の一人と言われるフルトヴェングラーが、これまた世界最高のオーケストラであるベルリン・フィルハーモニー管弦楽団を率いての演奏ですから、ブランド性としては抜群なのですが、１９４７年に収録された初期ＬＰのモノラル録音は、最新のステレオ音質に比べて、恐ろしく貧弱な音質でした。ところが、熱気ある演奏によって奏でられる壮絶な「運命」は、モノクロどころか、最新の立体デジタルサウンド顔負けの「総天然色」の薫りを放つのです。

思い起こせば、映画でも似た経験をします。繰り返し見た黒澤明監督の「七人の侍」、溝口健二監督の「雨月物語」、小津安二郎監督の「東京物語」、成瀬巳喜男監督の「浮雲」などのモノクロ映画は、「単色さ」をまったく感じさせない、色彩豊かな作品です。木下恵介監督の「カルメン故郷に帰る」は日本初の長編カラー映画として有名な、これまた私の好きな邦画傑作ですが、公開当時、従来の映画ファンからは「モノクロのほうがかえってカラフルだ」と評されたとも聞きます。

こうした批評からもわかるように、色があれば「色彩豊か」になるとは限らないようです。ユストゥス・リービッヒ大学ギーセンのゲーゲンフルトナー博士らが2006年に行った実験を紹介しましょう[62]。

コンピューター画面に色鮮やかなバナナの写真が映っています。レバーでスライダーを左右に動かすとバナナの「鮮やかさ」が変化します。左に動かすと、次第に色褪せてゆき、ついには完全な白黒写真になります。そのまま、さらに左に動かすと、まるでネガ写真を見るように、反対色である「青色」のバナナへと変化します。

さて、そんなふうに自在にバナナの色を変化させることができるアプリを使って、多くの人を対象に「バナナが白黒に見えるところでスライダーを止める」という実験を行いました。すると、ほぼ全ての人が、白黒ぴったりのポイントでなく、わずかに青みがかったところでスライダーを止めることがわかりました。つまり、真に白黒の写真だと、バナナはまだ「黄色」に見えるということです。完全に白黒に見えるためには、わずかに青みがかっている必要があるのです。

博士らは、バナナでなく、ランダムな形状をした黄色の物体を用いて、同じ実験を行いました。すると今度は、ちょうど「白黒」のポイントでスライダーを止めることがわかりました。つまり、私たちは「バナナは黄色である」ことを、経験を通じて知っているから、たとえモノクロ写真でも、実際のバナナを見るかのように黄色みを帯びて見てしまうのです。

想像で補うことで、記憶にある「理想」のイメージ像で眺めることができるという脳の特異な想像力は、ステレオ録音よりもモノラル録音を、カラー映画よりもモノクロ映画を楽しむ能力を、私たちに授けてくれます。もしかしたら、原作小説を読んで抱いたイメージが、しばしば視聴覚映像化によって壊され、がっかりするのも、この私たちの理想化力によって必然的に引き起こされる「運命」なのかもしれません。

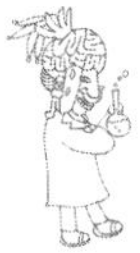

読書はなぜ大切なのか？

読書は大切だと言われますが、本当でしょうか。それほど深く考えず、子どもの頃に「読書をしなさい」と口うるさく言われたから「きっと読書は大切だろう」と盲信している人も多いのではないでしょうか。実は、私もそうでした。

たしかに、中国には「書を読まねば愚人になる」という古諺《こげん》があります。古代ローマの哲学者キケロも「書物なき部屋は魂なき肉体のごとし」と記しています。しかし、これはあくまで昔の話です。現代では、読書をせずとも、テレビや講演会やインターネットで、いくらでも知識を仕入れることができます。読書よりも時間効率がよいくらいです。

この点については昔の人も気付いていました。哲学者ショーペンハウアーは、読書を「自分の代わりに他の誰かに考えてもらうこと」と格下げし、政治家バークは「読書して考えないのは食事して消化しないのに等しい」と釘を刺します。作家モームに至っては「読書は人を聡明にしない」と断言します。結局のところ、読書そのものではなく、読書で得た知恵をどう活かすかのほうが重要なのでしょう。

しかし、最近の脳科学は、まったく別の観点から、読書の大切さを示しています。

文字を読んでいる最中の脳を調べると、ＶＷＦＡが活動していることがわかります。ＶＷＦＡは左頭頂葉と左側頭葉の間に位置する小さな脳領域です。脳には文字を処理する専門回路が備わっているのです。

普段は意識しませんが、文字の認識は驚異的です。1秒間に平均10文字という高速で、似た形状の文字、「あ」と「め」と「ぬ」、「チ」と「テ」と「ラ」の差異はもちろん、「堅」と「竪」、「拾」と「捨」、「鋼」と「綱」などの複雑な字形を瞬時に識別し、文意を読み解いてゆきます。超絶的なタスクです。

こうした識字訓練を幼い頃からやっているか否かは、当然ながら脳回路に大きな違いを生むはずです。フランス国立保健医学研究所のドゥアンヌ博士らが、昨年11月に「米国科学アカデミー紀要」に発表したデータを紹介しましょう[63]。

博士らは、文字を見た時の脳波を測定することで、文字を読むのが上手な人ほど、文字に対する脳応答が強く、反応精度も高いことがわかりました。この調査では、幼少時代に読み書きを習う機会がなく、ほとんど文字を読むことのできない人の脳でも測定しています。こうした人では最小限の脳反応しか観察できませんでした。大切なポイントは、成人後に学習して文字を読むことができるようになっても、脳反応がほとんど改善されないことです。子どもの頃に読書を推奨する意味は、この点にあるのでしょう。

ドゥアンヌ博士らはさらに重要な発見をしています。文字の認識が上手な人は、文字だけでなく、顔や日常用具や建築物への視覚反応の精度も高いのです。さらに、見た対象物が左右対称か否かを判断するテストの成績も優れていることがわかりました。

文字には単に形状が似ている組み合わせがあるだけでなく、「本」や「文」のように左右対称な文字や、「さ」と「ち」のように鏡像で意味が変わるペアさえあります。こうした微妙な差異に気づく能力が、無意識のうちに、文字以外の広範な対象全般に汎用化されています。文字を読むことは、「読書」という枠を超え、私たちの豊かな視覚経験の糧になっていたのです。

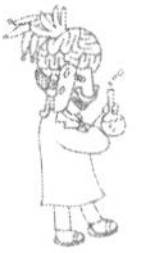

現実と夢と幻覚のちがい

夢は不思議です。なぜ私たちは「あれは夢だった」とわかるのでしょうか。夢はたとえ理不尽で奇天烈な内容であっても、それを見ている間は疑問を挟む余地がないほどに現実味をもって心を占領し、夢であると気付くことはできません。「夢だった」と気付くのは、たいてい目覚めた後です。

しかし、どうして現実でないと気付くことが可能なのでしょうか。ヒトは2歳になる前に寝言を言い始めます。おそらく夢を見ているのでしょう。では幼児たちは、夢と現実が区別できているでしょうか。

「浮生《ふせい》夢の若《ごと》し」と詩に詠んだのは李白です。大人である私たちも夢と現実を正しく区別できているのでしょうか、もしかしたら、夜に見る夢こそが現実で、逆に現実だと信じているこの世界のほうが仮想である可能性はないでしょうか――。奇抜な考えに思えますが、実は、この可能性を厳密に否定することは相当に難しいのです。

夢という現象を脳から眺めてみましょう。京都大学の神谷之康博士らは2年前、寝ている人の脳の活動からどんな夢を見ているかを言い当てることに成功しました[64]。この方法が肝心です。

博士らはまず、その人が起きているときに様々な映像を見せ、脳がどう反応するかを網羅的に調べておいたのです。たとえば「車」を見たときに脳はこんなふうに活動するなど。こうして事前に集積したデータを使うことで、夢で「車」を見ているか否かを言い当てることができました。つまり実際に車を見ているときと、車の映像を想像しているときで、似た脳活動をするわけです。

この結果の意味することは重要です。昼間に視覚入力で生まれる脳活動が「現実」で、夜寝ている間に脳の内側から生じた脳活動が「夢」なのです。

この考えを推し進めましょう。睡眠中に生じれば「夢」ですが、では昼間の覚醒中に脳の内側から勝手に生じたらどうでしょうか。目の前に車がないのに車が見えることになります。この場合は「夢」ではなく「幻覚」と呼ばれます。

幻覚が頻発すると日常生活に差し支えます。幻覚や幻聴は統合失調症の症状の一つです。あるはずのない声が聞こえ、宇宙人が交信してきたり、電磁波が脳で鳴り響いたり、ときには通りすがりの人に陰口を叩かれたりします。

統合失調症の発症率は人口の1％ほどです。ただし一卵性双生児では、片方が統合失調症を発症すると、もう一人も発症する確率は50％に上ります。つまり、遺伝子の影響があるということです。実際、すでに統合失調症の危険遺伝子がいくつか見つかっています。

ただし注意してください。これらの遺伝子はあくまでも「危険」因子です。遺伝子を持っていても発症しない人は珍しくありません。

アイスランド大学のステファンソン博士らは、今月の「ネイチャー神経科学」誌に発表した論文で、危険遺伝子をもっているが発症していない健常者の特徴を調べて報告しています。[65] データによると危険遺伝子のキャリアたちは独創的で創造性が高くアイデアに富む傾向があるそうです。

実際、音楽家や画家、作家、俳優、舞踏家など発想力が問われる仕事に就いている人に、危険遺伝子のキャリアが多いこともわかりました。

ひらめきやインスピレーションは、脳の内部から自然と湧き上がる脳活動ですから、いわば「夢」、もしくは（有益な）「幻覚」です。

夢か現実か。病気か健康か――。これら異なって見える対は、どうやら根底でつながっているようです。

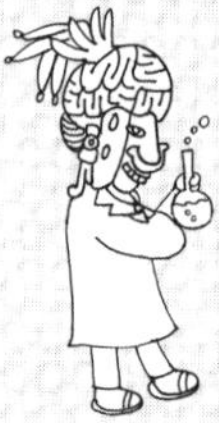

IV

愛の不思議

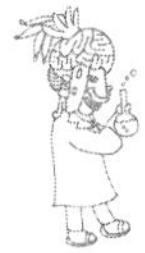

愛情ホルモンの秘密

オキシトシンというホルモンの名を聞いたことがあるでしょうか。母親が赤ちゃんを世話するときに分泌される物質です。「愛情ホルモン」とも呼ばれ、メディア等でも耳にする機会が増えました。

オキシトシンは元来、子宮の収縮や乳の分泌など、出産や育児を促すホルモンです。出産を経験すると、たとえ子どもが好きでなかった女性でも、我が子に圧倒的な愛情を注ぐようになります。これは出産時に浴びる大量のオキシトシンのシャワーが引き金になって脳に生じる、生物学的な変化です。

男性の脳でもオキシトシンは育児を促します。もちろん男性は出産や授乳を通じてオキシトシンを浴びることはありませんが、育児を通じて分泌されるようになります。つまり、育児をすればするほど、育児が好きになるのです。

バル＝イラン大学のフェルドマン博士らの論文によると、よく育児をする父親は母親と同程度の分泌レベルに達するそうです。[66]

オキシトシンは育児以外の日常の場面でも作用します。鼻に噴霧すると鼻腔粘膜から吸収され、オキシトシンが脳に届きますから、作用を調べることができます。

おもしろいことに鼻に噴霧すると、無条件に相手を信頼してしまうようになります。どんなに不利な条件でも、愛想よく相手の提案を受け入れてしまいます。[67] 本来は子どもに対して注がれる「無償」の愛が、他者に向けられるわけです。

ところでヒトは、男性も育児に参加するという、哺乳類では珍しい生物です。さらにヒトの育児で珍しいことがあります。それは視線を使うことです。親と子は見つめ合うことで愛情の交換をします。

目が合うと双方に笑顔が溢れます。[68] これだけでオキシトシンが分泌されます。温かい眼差しを注がれて育った子どもは、ことあるたびに「見て、見て」と親の視線をせがむようにさえなります。

一般に生物界では、視線は「敵対視」のシグナルです。じっと相手を見つめるのは獲物に狙いをつけるときだからです。そもそも、ネズミやウサギなど、多くの哺乳類は両眼視をしないため、「目が合う」という感触さえありません。この意味でヒトは例外的です。

実は、アイコンタクトを使う生物がヒト以外でも知られています。イヌです。イヌは飼い主の目をしきりに眺めます。ヒトとイヌが触れ合うと双方でオキシトシンが分泌されます。

4月の「サイエンス」誌で発表された麻布大学の菊水健史博士らのデータによれば、主人によく視線を向けるイヌほど分泌量が多いそうです[69]。興味深いことに、イヌの鼻にオキシトシンを噴霧すると、ヒトのオキシトシンが増えます。オキシトシンがヒトへの愛着度を高め、これに応える形でヒトもイヌへの愛情を強めるのでしょう。

ちなみにオオカミは、たとえ飼育員と友好的な関係を築いていても、オキシトシンは増えません。もちろんオオカミにもオキシトシンはあります。やはり子育てに必須なホルモンです。ただし異種間交流にオキシトシンは活用されません。だからヒトとの間に、イヌのような強い絆が生まれないのです。

オキシトシンは哺乳類だけでなく、無脊椎動物にもその原型があります。ヒルでは産卵に、巻き貝では射精に関わります[70]。

オキシトシンは原始時代から生殖関連ホルモンとして「種の保存」に関わり、ついにヒトやイヌでは他者との「絆」という新たな側面から「種の保存」に貢献するように進化したのでしょう。

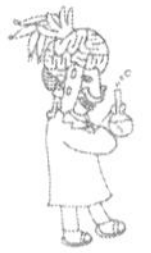

生後3カ月でモラルは生まれる

交差点で信号を待っていたときのこと。後からやってきた男性が赤信号を無視して横断歩道をわたり始めました。急いでいる様子でしたが、左右は確認していましたし、車は往来しておらず、安全な状況ではありました。

すかさず女性の声がします。「あんなふうに赤信号をわたっちゃダメよ」。児童を連れた母親でした。教育上好ましくないものを我が子が見てしまったので、直ちに注意を促したのです。我が子を大切に思えばこその親心でしょう。

この母親の行動は「モラルは周囲から学ぶ」ことを暗黙の前提としています。つまり「道徳観は経験を通じて形成されるものである。だからこそ教育が重要だ」という信念に基づいています。言ってみれば、モラルの後天的起源です。

一方、「性善説 vs. 性悪説」という図式もしばしば話題になります。こちらの観点は「生まれながらにしてヒトの本性は決まっている」という考え方です。この考えも古くから根強くあることからわかるように、結局のところ、モラルには、先天的起源と後天的起源の二つのルーツがあります。

善悪の感覚は成長の過程で、いつごろから芽生え始めるでしょうか。驚くべきことに生後3カ月で早くも萌芽が見られます。[71] 言語の獲得前ですから、モラルが言葉によって形作られるわけではないことがわかります。

ところで、言葉はおろか、手足の動作さえままならない未熟な乳児で、どうモラルを調べるかに興味がある方もおられるでしょう。「視線」を使います。乳児は視線で好みを示すことができます。

たとえば乳児にキャラクターが動き回るアニメ映像を見せます。すると、仲間を手助けする性格の良いキャラクターにより視線を向けることがわかります。6カ月齢になれば、好きなキャラクターにすすんで手を伸ばすなど、よりはっきりとモラルを確認できるようになります。

1歳児では、社会的行動を通じてモラルを直接観察することができます。たとえば二つのオモチャで遊んでもらった後に、「一つ貸して」と頼み、手渡してくれるかどうかを調べる方法があります。シカゴ大学のデセティ博士らが今月「米国科学アカデミー紀要」に発表したデータによれば[72]、二つのオモチャのうち、きちんと一方を手渡してくれた1歳児は69％で、うち3人に2人は自分が好きなほうを手渡しました。

デセティ博士らはアニメを見せたときの脳の活動も測定しています。すると、モニタ内のキャラクターのとった行動が道徳的か非道徳的かで、脳反応が異なることがわかりました。つまり、道徳的に見える幼児の行動は単純な反射的な行動ではなく、きちんと行動の意味を理解したうえで、脳内モラルに基づいて発せられているわけです。実際、脳反応が鋭敏な幼児ほど道徳的な行動が多いことがわかります。

デセティ博士らは、脳反応の個人差についてさらに丁寧な調査を行い、重要な関連を発見しました。今回の調査対象となった1歳児は12〜24カ月齢と幅広かったのですが、脳反応の鋭敏性は月齢よりもむしろ、親のモラル観と強く関連していることがわかりました。親の教育が決め手だということです。「子は親を映す鏡」とはよく言ったものです。

もちろん子どもがモラルを取り入れる参照先は、親だけではありません。児童たちは、街を行き交う人々の行動も参考にしつつ、内観を形成していきます。

つまり、大人たちが赤信号をわたらない、ゴミをポイ捨てしないなどのマナーを守ることは、今の社会の健全性だけでなく、それを見て育つ子どもたちがいつか担うだろう未来のモラル社会にも貢献するのです。

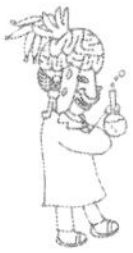

子どもの〝やる気〟は親で決まる⁉

やる気は遺伝で決まる――トムスク州立大学（ロシア）のコヴァス博士らの研究グループが今月、そんなデータを発表しました[73]。

やる気は、専門的には「動機」と言います。心理学者マクレランドは四つの動機があることを指摘しています[74]。

①達成動機

目標を達成したいという欲求。達成動機が強いタイプは他者の手を借りずに自分でやることを好み、また迅速なフィードバックを欲します。

②回避動機

失敗や困難を避けたい欲求。この動機が強い人は達成できなかったときの落胆を避けるため、ときに目標を立てること自体を避けます。

③親和動機

良好な対人関係を結びたい欲求。このタイプの人は他者から評価されたい、好かれたいと願っています。

④権力動機

他者への影響力を行使して制御したい欲求。このタイプは責任ある仕事に積極的に取り組み、競争心が激しく、地位や身分を重視します。

次ページのイラストを見てください。少年が困惑した顔をしています。この少年が何を考えているかを想像してください。この質問の答え方で、どの動機タイプに属するかを推測できます。「問題が解けなくて悔しい」と解釈する人は、達成動機を重視しているタイプです。「受験に失敗したらどうしよう」「上級生になったらもっと科目が難しくなるのか」は回避動機、「お母さんに怒られたらどうしよう」は親和動機、「ライバルに負けてしまう」は権力動機が強いタイプです。

四つの動機のうち、学習にとくに重要なのは、①達成動機です。人から褒められずとも、自分で目標に向かって努力する姿勢。これは、(i)学習を楽しく感じる、(ii)勉強を得意だと感じる、の2点が基盤となっています。

健全に達成動機を育むには「教育」が肝心だとされています。親や先生がうまく子どもに

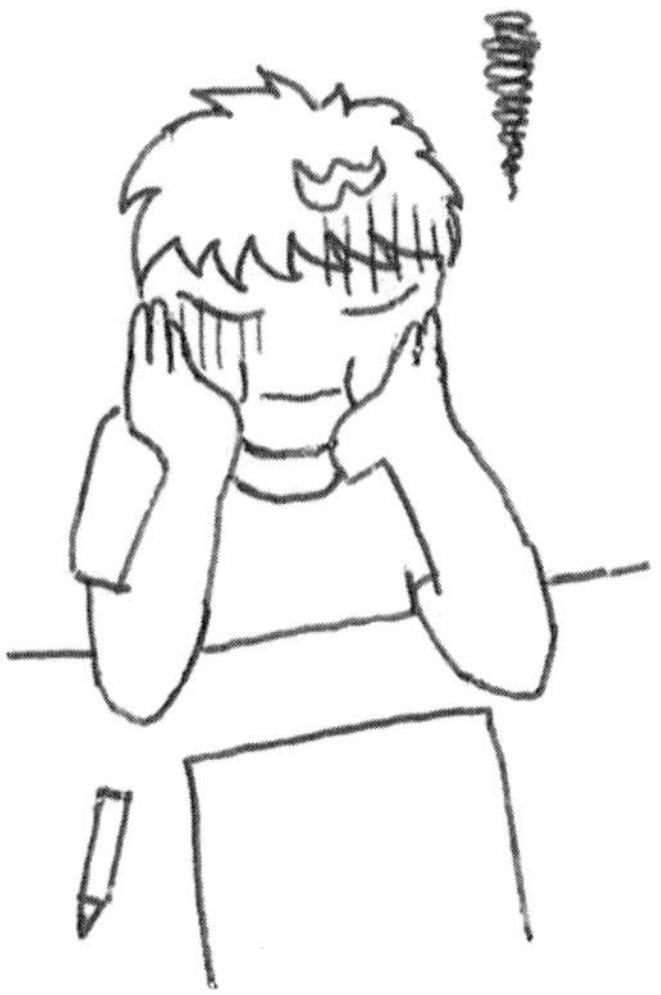

クイズ：
この少年は何を
考えているのでしょう

接することで、やる気を引き出すことができるというわけです。親が干渉しすぎると子どものやる気を削いでしまうことはマクレランド博士が指摘していますが[75]、一般に、熱心に根気強く教育する親は、子どものやる気を高める傾向があります。言い換えると「達成動機の高い親は、達成動機の高い子を育てる」というわけです。このことから、しばしば「教育が重要だ」という結論が引き出されています。

しかし、この結論には欠点があります。ならば、その上流である、親の達成動機がそもそも高かったのは、なぜなのでしょうか。もしかすると、達成動機の高さは遺伝で決まっているのではないでしょうか。親のやる気が子どもに遺伝的に連鎖する可能性を検証したのが、冒頭で紹介したコヴァス博士らの研究です。

博士らは日本を含む6カ国から双子を1万3千組集め、同じクラス・異なるクラス、同じ先生・異なる先生など様々な要因を精査し、遺伝と環境の寄与を計算しました。その結果、子どものやる気の個人差の43%は遺伝子で説明できることがわかりました。100%遺伝という高い遺伝率ではありませんが、努力だけでひっくり返せるわけでもないことは確かです。

さて、このデータをどう解釈したらよいでしょうか。「なんと43%も」と落胆するか、「わずか43%さ」と意欲的に捉えるかは、その人の姿勢次第でしょう。

でも忘れないでください。「そうした考え方の姿勢の43%が遺伝で説明できそうだ」というのが、この論文の指摘なのです。

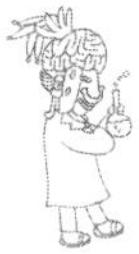

親から虐待された子は、もっと親を愛する

職員室でこっぴどく叱られると、職員室が嫌になります。カレーを食べて腹を壊すと、カレーのにおいが不快になります。このように嫌な経験を忌避するような学習を「恐怖条件付け」と呼びます。

恐怖条件付けは、哺乳類だけでなく魚や虫に至るまで幅広く見られます。生命を脅かす可能性のある危険信号を避けることは、厳しい自然を生き抜くうえで、大切な行動原理です。種を超えて普遍的に備わっているのは当然のことです。

この忌避現象は、どれほど幼い時期から生じるでしょうか。ニューヨーク大学のサリヴァン博士らは、乳飲み仔ネズミに恐怖条件付けを行い、その結果を先月の「米国科学アカデミー紀要」で発表しました[76]。

博士らは、ペパーミントの香りを、生後2週間の仔ネズミに嗅がせました。ネズミにとってペパーミントは中立的な香りで、好きでも嫌いでもありません。そこで仔ネズミにペパーミントを嗅がせながら、電気ショックを与えてみました。びっくりする結果が得られました。

大人のネズミならば、二度とペパーミントに近づかなくなりますが、仔ネズミは逆で、かえって近寄っていくようになったのです。と同時に、母ネズミへ甘える傾向も強くなりました。

意外な結果ですが、実は、この現象には、奥深い真理が隠されています。

仔ネズミは普通、母ネズミに抱かれて安全な環境で育っていますから、つらい思いをすることはないはずです。もし痛い経験をしたら、それは取りも直さず、母ネズミから与えられた苦痛。虐待にほかなりません。サリヴァン博士らの実験結果は、虐待されると、かえって養育者を好きになることを示しているのです。

この現象は、ヒトを含めた哺乳類全般にインストールされた自動プログラムで、「トラウマチックボンディング」と呼ばれています[77,78]。

たとえば、就学前の幼児は、養育者を絶対的に信頼しています。無条件に親に好意を持ちます。たとえ虐待されたとしても、めったに親を嫌うことはありません。それどころか、虐待親に対して、さらに好意を示すことは珍しくありません。この効果は強烈で、虐待された赤ちゃんは、大人になっても虐待者の特徴（体臭など）を好きであり続けます。

どうしてこうしたむごい現象が生じるのでしょうか。幼少期に享受できなかった親の愛情を渇望しているのでしょうか。いえ、ちがいます。憧憬的な心理の埋め合わせではありません。これもまた動物の進化の過程で培われた本能なのです。

哺乳類の幼仔は無力な存在です。養育者の存在なくして生存できません。親に嫌われたら命は潰えます。だから親に好かれるために、多くの策略を凝らします。動物の幼仔が、例外なく愛くるしい容姿をしているのは、親の興味を惹くための戦略の一つです。

これと同じアピール原理が虐待親へも働きます。育児放棄の気配を感じた時には、見捨てられない確率を少しでも高めるために、幼仔のほうから積極的に養育者に愛着を示したほうが得策です。この自動プログラムが、ヒトの脳に残存しているということは、この生存戦略がたしかに自然淘汰で有効だった証拠です。

虐待する親は自分の過失に気づきにくいと言われます。これは赤ちゃんが虐待親を嫌わないどころか、ますます好きになってしまうことも一部関与しているでしょう。

虐待されて育った脳は、うつ病にかかりやすいなどの、重篤な後遺症を残します。命が潰えるという最悪の事態は免れたとしても、虐待の代償はとんでもなく大きいのです。

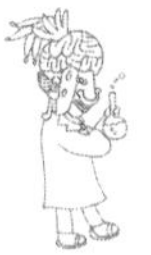

禁断の果実はなぜ甘い

晩夏の山道を歩くと、ときどきトリカブトを見かけます。何気なく歩いていても、ふと目がゆく鮮やかな青紫の花を咲かせていますが、優美な姿とは裏腹にその根は毒です。

トリカブトの毒は、古くから知られ、ギリシャ神話にも登場します。日本では「附子《ぶす》」と呼ばれ、狂言の題目にもなっています。「附子」はこんなストーリーです。――家主が使用人に「この桶の中身は附子だから危険だぞ」と戒めて外出します。ダメだと言われると余計に気になるもの。こっそり桶を覗くと、なんと中身は砂糖。誘惑に負けて、全部舐めてしまいました。

「禁止されるとかえって気になる心理」を主題にした物語は、イザナギの黄泉巡りやオルフェウスの冥界下りをはじめ、世界に数多くありますが、もっとも有名なものは旧約聖書の『創世記』でしょう。アダムとイブが禁じられたエデンの園の果実を食べてしまう物語があります。このシーンに基づいて、禁止事項を破りたくなる心理を「禁断の果実効果」と呼びます。日本では「カリギュラ効果」という俗称で呼ばれることもあります。「カリギュラ」はかつて秘密裏に制作された過激なポルノ映画で、上映中止や判決が相次ぎ、かえって大衆の注目を集めるところとなりました。

「ダメ」と言われると逆にやりたい衝動に駆られるのはなぜでしょう。この原理を解明することは、違法ドラッグについ手を出してしまう心理を理解する上でも重要です。

初期の研究としてはカンザス大学のライト博士らの研究がよく知られています。[79] 子どもたちに好きなオモチャを選ばせます。このとき一つだけ網をかぶせて選ぶことができないようにしておくと、そのオモチャへの関心が高まりました。

その後の研究で、口頭注意でオモチャでの遊びを禁止してもオモチャの魅力が高まること、また強い語調で禁止するほど効果が高まることもわかりました。[80]

禁断の果実効果の原理は、ウィスコンシン大学のアレン博士らの発達心理学の実験から推測できます。[81] 9～10歳の学童たちは禁止されたオモチャに対して関心を強めますが、4～5歳の幼児では逆でした。禁止されたら素直に魅力が減じたのです。つまり、禁断の果実効果は心理的成長に伴う社会適合として後天的に身につく現象なのです。

たとえば、親からオモチャで遊んではいけないと禁止されたとします。多くの場合、その忠告は安全性や礼儀や節操に基づいた、いわば「正しき躾」の一環でしょう。しかし、子どもにとって禁止されることは不愉快な経験です。いや、そもそもそのオモチャが好きだからこそ、遊ぼうとして叱られたわけで、もし好きでなければ遊ぶこともなく、叱られることもありません。

つまり「禁止される」ということ自体が「禁止対象が魅力的である」という暗黙のシグナルになっているのです。こうした推測を、成長の過程で学び、一般化された心理こそが、禁断の果実効果です。

この効果は、単なるあまのじゃくの心理ではありません。社会的利点もあるのです。たとえば、「この裏山で山菜は採れないよ」「私は全く試験勉強してないよ、やばい」「あの株は買ってはいけない」などと言われたとき、素直に鵜呑みにしたら、それまでです。他人の発言は常に真実を反映しているわけではありません。「何か隠しているかもしれない」と思い巡らせる能力は、社会を生き抜くうえで大切です。桶の附子もエデンの果実も、甘くておいしかったのは事実なのです。

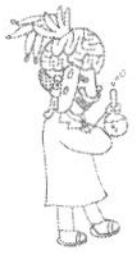

浮気と一途

一夫一妻の哺乳類は多くありません。テナガザルやプレーリーハタネズミ、ジャッカル、ミーアキャットなど、ごく限られた哺乳類に一夫一妻制が見られるのみです。

同じハタネズミでも、プレーリーハタネズミは一夫一妻なのに、近縁種のサンガクハタネズミは一夫多妻です。両者の違いはすでに明らかになっています。異なるのは脳内のバソプレッシン1a受容体（V1aR）の量。一夫一妻のほうがV1aRが多いのです。[82]

おもしろいことに、一夫一妻のプレーリーハタネズミのV1aRの働きを弱めると一夫多妻になり、また一夫多妻のサンガクハタネズミのV1aRを増やすと一夫一妻になります。[83,84]つまり、V1aRの量が決め手なのです。

量はその遺伝子の上流にある発現制御領域のDNA配列で決まります。[85]制御領域は、実は、進化の過程で変異が起こりやすい部分です。ということは、一夫多妻制が大原則の哺乳類で、一夫一妻制の種が誕生するのは、進化的には困難ではなかったことでしょう。制御領域の部分を少しいじるだけで変換できるのですから。

ヒトでは、V1aRの発現制御領域に個人差があります[86]。つまりどのタイプの制御領域を持っているかで、V1aRの量が異なり、これによって未婚率や離婚率に倍以上もの開きがあるのです。

動物界を見渡すと、一般に、成長速度の遅い子を育てる種ほど、一夫一妻制を採用する傾向があります。子の成長が遅い場合、オスは乱婚的に自分の遺伝子を撒き散らすより、特定のメスや子に寄り添い、外敵から保護したり、食料を供給したりすることで、自分の遺伝子を保存するほうが子孫繁栄の戦略として得策です。

また食料を得るために広い範囲を歩きまわらなくてはならないケースや、個体数がまばらで雌雄に出会う機会が少ない種も、一夫一妻制を敷くことが多いようです。

プレーリーハタネズミに話を戻します。テキサス大学のフェルプス博士らは、プレーリーハタネズミの行動を丁寧に観察し、意外な事実を報告しています。先月の「サイエンス」誌の論文です[87]。一夫一妻制と信じられていたプレーリーハタネズミですが、なんとオスの25%は浮気性で、外部のメスとも交尾をしていたのです。とくに若いオスにこの傾向がみられました。

浮気性のオスの脳を調べたところ、予想どおり、V1aRの量が、一途なオスよりも少ないことがわかりました。

ここで一つ重要な点があります。V1aRは貞節性を決めるだけでなく、空間記憶にも関与しています。フェルプス博士らは「自分の領土の境界をうまく記憶できないために、自分の守備領土を超えて、別のオスの領域に侵入してしまうのだろう」と推測しています。結果として、浮気性のオスは行動範囲が広くなり、別のメスと出会う機会が増え、浮気に走るというわけです[88]。

しかし弱点も生じます。自分の巣を留守にする時間も長くなるため、自分のパートナーを寝取られる危険性も高まるのです。

つまり、プレーリーハタネズミには、①パートナーに自分の遺伝子を保存してもらえるよう一途に努める個体、②パートナーが自分の遺伝子を残してくれる確率は減るぶん、外部に遺伝子をばらまく個体、の2種が共存することになります。フェルプス博士らは「二つの戦略はトレードオフとなっている。両者の拮抗が全体としてプレーリーハタネズミの遺伝子の多様性に貢献している」と述べています[89]。

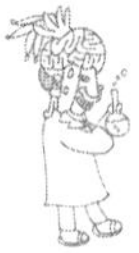

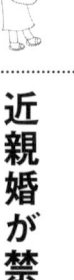

近親婚が禁止される理由

ヒトの染色体は46個あります。男か女かを決める性染色体XとYを除くと、残りの44個はペアになっています。全22種の染色体それぞれについて、父親と母親から受け継いだものが一対ずつあるので、全44個です。

二つ持っているのは一見無駄に見えますが、安全対策になっています。一方が不全でも、もう一方が健康であればよいからです。

血縁関係の近い者同士から生まれた子どもは、二つとも不全になってしまう可能性が高まります。つまり先天性障害児の確率が上がります。これが多くの国で近親婚がタブー視される理由です。日本では法律もあり民法第734条に「直系血族又は三親等内の傍系血族の間では、婚姻をすることができない」と定められています。結婚できる近親者は、いとこからです。

さて、近親交配が生物学的に「悪」だとしたら、逆に、異系交配が子どもにもたらすプラス面は何でしょうか。これに答えたのが、エディンバラ大学のウィルソン博士らの研究チームです。先月の科学雑誌「ネイチャー」に内容が発表されました。[90]

博士らは世界中から35万人以上のゲノムを集め、近親交配率を算出しました。その結果、文化的・地理的にほかの社会から孤立している地域では近親交配が多いことがわかりました。また、遠い血縁同士から生まれた子どものほうが、近親交配で生まれた子どもよりも、背丈や肺活量、学力が高いことがわかりました。

たとえば、いとこ同士の結婚で生まれた子どもでは、異系結婚の子どもと比べ、身長は平均1・2センチ低く、また学校教育を受ける年月が平均10カ月短くなっていました（最終学歴においては中卒や高卒が増えるため）。

博士らは「高い身長や知力は自然の世界で生き抜くのに有利だから、結果として異系交配を促し、遺伝的多様性につながった」と述べています。だから人類は、世代を経るごとに「大きく」、そして「賢く」なってきたという主張です。

ところで、近親交配は悪いことばかりでなく、一定の利点があると主張する研究者もいます。ヨーク大学のウィンダー博士らが今年発表した新説はとくに印象深いものです。[91]

現生人類（ホモサピエンス）が誕生して数十万年来、この世に生まれた人数は延べ

５００億～1千億です。現在の世界総人口は約73億。つまり人類の約10％はまだ生きています。そのくらい今の地球にはヒトが溢れているということです。逆に、原始時代の人口密度はかなり低く、期間（旧石器～縄文）の長さを考えると、人口密度が低い環境は、人類史では当たり前の状態だったと推測されます。

そんな人類の初期は、近親交配は珍しくなかったでしょう。広大な野山では異なる民族に出会う機会はめったにありませんから、家系内交配は今よりもずっと一般的だったはずです。当然、身体障害児が多く生まれたと思われます。

さて、私たちヒトの「姿」を今いちど冷静に見てください。木を登るには力不足の腕、生肉を噛み切るにも力不足の顎、体温を保護するには薄すぎる体毛。私たちにとって当たり前すぎるヒトの特徴は、霊長類界では「奇形」です。これは近親交配で生じた身体障害であった可能性があります。

子孫繁栄のため近親交配を余儀なくされていた当時、どうしても障害のある子どもが多く生まれます。ただ、この厳しい条件下では、生存に適した個体は、必ずしも身体的に強靱な遺伝子を持った人ではありません。むしろ、障害児を助ける「優しい心」を持った人が歓迎されたことでしょう。

ウィンダー博士らは「賢く、柔軟で、思いやりに溢れた個体が有利だった。これがコミュニケーションなどの社会的な性質を発達させた」と述べています。

強者生存は幻想です。私たちヒトは身体の強さを捨て、いたわりの心で武装することで、自然界を生き抜いているのです。

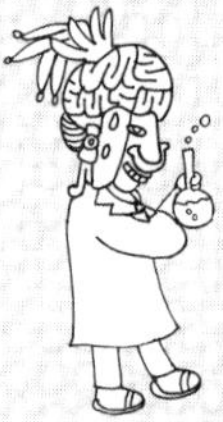

V

未知なる力

人工知能は使いよう

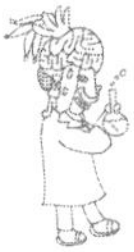

人工知能（ＡＩ）の性能がこのところ一気に高まっています。先月の「サイエンス」誌で発表されたニューヨーク大学のレイク博士らの論文も、ＡＩの新たな可能性を示すものです。[92] 論文題名は、ずばり「ヒトに匹敵する〝概念〟の習得」です。

レイク博士らは、ＡＩが苦手とする作業として「分類力」と「創造力」の二つを挙げています。

一つ目の分類力は、モノをカテゴリーに仕分ける能力です。たとえばヒトは魚を見た時に、マグロの仲間、タイの仲間、タラの仲間などと、自然にグループ分けすることができます。

こうした識別は、本来はＡＩが得意とする作業ですが、ヒトと決定的に異なる点があります。必要とする情報の量です。ＡＩは計算力にまかせて膨大なデータを読み込むことで分類方法を学んでゆきます。一方、ヒトは初めて見たものでも、その特徴に気づき、分類することができます。

二つ目の創造力は、すでに存在するカテゴリーのパーツを生かして新しいものを生み出す能力です。ＡＩに創造力を発揮させるためには、専用の特殊プログラムを組む必要があります。その決まった範囲内ではうまく働きますが、想定を超えた幅広い場面で普遍的な創造力を発揮できるＡＩはまだ存在しません。

レイク博士らは今回、「文字」を対象とすることで、先の二つの問題点を解決しました。文字は分類力が試される分野です。同じ「あ」でも文字の形は千差万別です。さらに「お」や「め」などの似た文字と混同しないために、ほかの文字にはない「〝あ〟らしさ」を理解しなくてはなりません。

レイク博士らのＡＩの驚くべき点は、単にこの難題をクリアして文字を識別するだけでなく、手書き風の文字を自ら書き出すことができることです。

博士らのＡＩは、文字の形状を要素分析して「ヒトがどう手で書くか」の手順を推測します。ヒトの手の動きのクセを習得し、初めて見た文字でも、書き順を編み出して、スラスラと書くことができました。

書き損じも3％ほどありましたが、ヒトが同じ試験をしても5％ほどミスをします。また、ヒトが書いた文字と並べ、第三者に「どちらがＡＩが書いた文字か」を判定させましたが、当てられる確率は52％。つまり判別できません。ほぼ「ヒト並み」の文字を書くことができるのです。

これで驚いてはいけません。ＡＩはある言語の文字を見るだけで、いかにもその言語らしい、違和感のない「新文字」を編み出すことができました。比較判定の結果、やはりヒトが創作した文字と区別ができませんでした。

つまりＡＩは、個々の文字の具体的な形状だけでなく、その言語に特有な「文字らしさ」という高次元の概念を持ち、素材を生かした作品を創造したわけです。もはやアートです。

専門的になりますが、今回のＡＩは、いま流行中の「深層学習」ではなく、古典的な「ベイズ型」であることも衝撃的でした。用い方次第では、まだまだ旧式のＡＩでも高い能力を発揮し得るのです。要するに、ＡＩを扱う人間が、いかに上手にしつけ、能力を伸ばしてあげられるかがポイントだったのです。ヒトの教育論に通じるものを感じます。

ＡＩの新たな応用は驚くほど急速です。昨年には、相性のよい交際相手を選り抜くサービスが始まり、さっそく合コンにも生かされています。となれば、ＡＩが「手書き」のラブレターを代筆してくれる日もそう遠くないかもしれません。

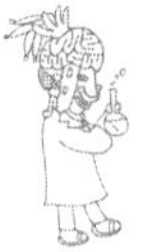

悩みも聞く人工知能

つらいことがありました。気力を失い、風景が色褪せて見えます。人生そのものに思い悩むようになり、メンタルクリニックに行きました。窓口で質問されます――「相談相手は人工知能がよろしいですか。それとも人間のカウンセラーがよろしいですか？」。

こんな場面で皆さんはどちらを選択しますか。「機械との会話では心の傷は癒やされない」「そもそもロボットに私の心が理解できるのか」。そう感じる方もいるでしょう。ところがハーバード大学のボハノン博士によれば、最近は人工知能のカウンセリングを選択する患者も少なくないそうです。7月の「サイエンス」誌で人工知能が大きく取り上げられました[93]。その特集号で彼が担当した記事のタイトルは、ずばり「人造セラピスト」です[94]。

少し視点を変えましょう。「カウンセリング」は、人間だけができる、人間ならではの仕事でしょうか。「人間らしさとは何か」を問うときに、逆に「機械で代替できるものは何か」

という疑問から遡行してみることが肝心です。

類似した問題は別の分野でも問われています。たとえば今や、新聞記事や顧客向けレポート程度ならば、人工知能が書くことができます。なかでも膨大なデータに基づいて文章を自動作成できる経済やスポーツなどは得意分野です。

米国にはそうした自動作成の文章を提供するＩＴ会社が複数あり、すでに年間10億本を超える新聞記事を配信しています。[95] 人工知能は1、2カ月もあれば、いかなる言語も習得が可能ですから、いずれ世界中に記事を配信できるようになるはずです。

ちなみに、カールスタッド大学のクラーウォール博士が、大学生を相手に新聞記事の鑑別テストを行ったところ、作成主が人間なのか人工知能なのかを、ほぼ判別できなかったそうです。[96]

人工知能の専門家たちは、今年3月にニューヨーク・タイムズ紙に「これで驚いてはいけない。文豪を凌駕するソネットを創作することもできる」と、二つの文体の異なる美しい人工詩（シェークスピア風の詩、そしてトルストイ風の詩）を掲載し、関係者を驚かせました。ただし現実には、新聞記事とは異なり、詩の受注はこれまで一度もないそうです。

これがポイントです。なぜヒトはＡＩに詩を注文しないのでしょうか。理由は「ロボットがデジタル演算で自動作成した詩なんて味気ない」といったところでしょう。

つまりヒトはロボットを心のどこかで馬鹿にし、見下しているのです。「ロボット差別」と呼ばれる現象です。歴史をひもとけば、植民地支配や奴隷はすべて、相手を「自分より劣った対象」と見下す差別心が根底にあります。ロボットの作った詩を（たとえヒトが創作したものと差がなくても）「味気ない」「無価値だ」と一方的に決めつけるのも同様で、ヒトの醜悪な偏見にほかなりません。

冒頭の問題に戻りましょう。人工知能によるカウンセリングの試みは、1960年代から始まっています。アイスランドの作家イルサ・シグルザルドッティルは、世界初の人工カウンセリングを受けた一人として有名です。彼女は「他人にプライベートを知られたくなかった」と述べています。相手が人間だと打ち明けにくいこともあるでしょう。人工知能ならば安心して自分のすべてを晒すことができます。さらに、何時間も会話を続けても、顔色を変えたり、イライラしたりせず、とことん悩み相談に付き合ってくれます。対応は常に冷静で、真剣で、そして誠実です。

今一度問います。人間と人工知能、あなたはどちらのカウンセラーを選びますか。

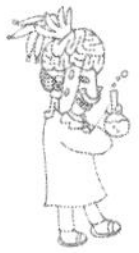

棋士vs.コンピューター

先月、函館で行われた人工知能学会で、松原仁会長が「プロの棋士はもはやコンピューター将棋に勝てない」と宣言しました。将棋は日本を代表する伝統的なゲームだけに大きな反響を呼びました。

今春4回目を迎えたプロ棋士とコンピューターが対戦する電王戦。ヒトが3勝2敗で勝ち越しました。結果だけ見ればヒトが優位ですが、内訳が重要です。3勝のうち2勝はコンピューターのプログラムエラー、つまり人為ミスでした。

最終戦に挑んだ阿久津八段は、将棋の定跡から外れ、バグを引き出すことで勝利を手にしました。潔浄な棋士道を捨て、勝敗に執着する棋士のがむしゃらな姿は、かえってコンピューターの強さを印象付けました。

電王戦では市販のコンピューターが使用されました。工学的には古典的な範囲にとどまっていて、決してスーパーコンピューターやインターネットの助けを借りたわけではありません。もう一つ重要なことがあります。将棋ソフトは事前に公開され、棋士たちは対戦練習を積んでから本番に臨みました。事実上のハンディキャップ戦です。この不平等条件は、将棋連盟側から提示されたもののようです。そうだとすれば「真っ向勝負ではコンピューターに勝てない」という事実を、連盟が暗に認めたことになります。

コンピューターは、計算や記憶など、ヒトが必ずしも得意でない仕事を代行するために、ヒトが開発した装置です。だから、その方面でヒトよりも優れていて当然です。現に計算速度では安価な電卓にさえ勝てませんが、電卓は「ありがたい存在」であって、嫉妬の対象ではありません。ところが、ヒトが「自分の領分である」と考えている（勘違いしている？）分野が侵害されると、妙なやっかみが生まれます。

将棋は相手の手を読み合うゲームですから、直観や大局観といったヒトならではの高次機能が不可欠だと考えがちです。しかし、こうした脳の高次機能も、その実体は計算です。計算である以上、いずれコンピューターが勝ることは自明です。これはヒトにとって屈辱ではありません。むしろ「我が子」の成長を喜び、歓迎すべきことです。

さて、どうしてコンピューターは近年、急速に将棋が強くなったのでしょうか。「計算速度が改良され、膨大な手のなかから最良の手を選択できるようになったから」ではありません。現在のコンピューターでさえ制限時間内には計算し切れません。毎秒3億手程度の速度では網羅的に計算できないほど将棋は複雑です。

では、なぜ強くなったかといえば、強い棋士を観察しながら読み方や大局観を、人工知能が学習してきたからです。ヒトを模倣したのです。

しかし今やコンピューターはヒトよりも強くなってしまいました。もはやヒトは学ぶべき師匠ではありません。現在はコンピューター同士が切磋琢磨することで腕をあげています。

ヒトの手を離れて成長すると世界が一変します。新しい戦略が生まれるのです。古来「禁じ手」として避けられてきた手が、実は有効だと判明したケースもあります。コンピューターの自由奔放な発想を見ると、ヒトの思考がいかに狭きに拘泥《こうでい》しているかがわかります。

「我が子」の有能ぶりは眩しいばかりですが、もちろんヒトも、その立派な成長を、指をただくわえて眺めているわけではありません。老いては子に従え――。現在ではプロ棋士たちがコンピューターの発案した新しい手を、自身の対局に取り入れながら上達しています。

その結果、将棋界はかつてないレベルに高まっています。すると、将棋がどれほど奥深いゲームであるかが、なお一層、よく理解されます。

すばらしい。これこそが真の意味でのヒトとコンピューターのコラボレーションではないでしょうか。共存は相手を「認める」ことが始発点です。将棋では、ほかの分野に先がけて、ヒトがコンピューターと上手に付き合い始めた領域として、これからもずっと記憶され続けることでしょう。

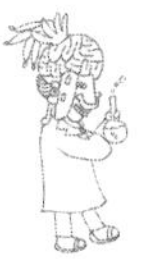

ヒトの遺伝子は優れている？

「DNA」と「ゲノム」と「遺伝子」の違いを説明できるでしょうか。日常的には似た意味で使うこともありますが、科学の現場では厳密に区別されます。

DNAが多数並んでできたものがゲノムです。DNAが文字だとすれば、ゲノムは文章です。ヒトのゲノムには33億文字のDNAが並んでいます。ハエは1億2千万文字ほどです。文字数が異なるだけでなく、書かれた内容も異なりますが、両者で使われている記号はどちらも同じDNAです。英語もフランス語も同じアルファベットで書かれることに似ています。

遺伝子は「意味のある文章」に相当します。ゲノムには、意味が成立する部分と意味不明な部分があります。前者が遺伝子です。より正確には「DNA→RNA→タンパク質」と情報が読み出される部分を遺伝子と呼びます。ヒトの遺伝子は約2万5千カ所と推定されています。大ざっぱにいえば約2万5千種類のタンパク質を作ることができます。

ハエには約1万3千の遺伝子があります。ハエのゲノムの大きさは、ヒトの28分の1ですが、遺伝子の数は半分です。つまり、ハエはゲノムの大きさのわりに遺伝子が多いのです。原始的な生物ほど、この傾向は顕著になります。

たとえばパン工房で活躍する酵母ではDNA1200万文字のゲノムに5770個もの遺伝子が書かれています。ハエよりもさらに遺伝子密度が高いのです。

細胞が増殖するときには、全ゲノムをコピーして子孫に伝える必要があります。意味不明な箇所が多いほど、増殖に要するエネルギーが増えます。この観点で、ヒトのゲノムは非効率です。この非効率さを無駄と捉えるべきか、一種の余裕と捉えるべきか。あるいは「意味不明な箇所にこそ、ヒトの秘密が隠されている」と夢を抱くべきかは、研究者の間でも態度が様々です。

10年前ワシントン大学を中心とするチームによって、チンパンジーの全ゲノムが解読されました。[97]チンパンジーのゲノムはDNAが28億個、遺伝子が約2万5千個。つまりヒトとそっくりでした。さらに衝撃的なことに、遺伝子内のDNAの並び方も、98%は同じでした。逆にこの事実から、ヒトとチンパンジーが500万年前に分岐したばかりであることを逆算することができます。

かつて、ある研究者がこぼしていました――ゲノムを解析すればするほど、ヒトであることの自尊心を保つことが難しくなる――。

ヒトは自分を「他の動物たちよりも優れている」とつい考えてしまいます。これが傲慢にすぎないことをさらに決定づける論文が、先月の「サイエンス」誌で発表されました。[98] テキサス大学のマルコッテ博士らが行った、「酵母の人間化プロジェクト」とでも呼べる挑発的な実験です。

酵母とヒトの遺伝子の類似度はさすがに低く、平均32％です。しかし、遺伝子を個別に見ると、類似度は9％から92％まで幅があります。そこで博士らは、酵母の遺伝子のうち、どれがヒトの遺伝子で代替できるかを一個一個確かめていったのです。

酵母に関係のありそうなヒトの遺伝子414個を選び、酵母に次々に組み入れたところ、約半数にあたる200個が交換可能でした。ヒトの遺伝子でも酵母は何事もなかったように生き続けたのです。たとえ類似度が10％でも、30％の遺伝子は交換可能でした。

ヒトと酵母が分かれたのは約10億年前です。以来、多種多様な生物が出現し、地球を賑やかにさせていますが、どんなに「見かけ」が異なっていても、少なくとも遺伝子のレベルでは、ヒトは他の生物たちと大差ありません。では、ヒトとは何でしょう――この謎は、少なくとも、遺伝子を見ただけでは十分な答えは得られそうにありません。分子ではない何か別の側面から捉え直す必要がありそうです。

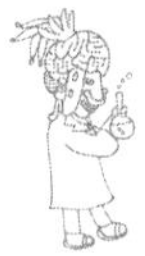

知能とは察して対処する力

天才の頭の中はどうなっているのでしょう。そもそも「頭がよい」とは何でしょう——。そんな質問をよく受けます。

知能とは「察して対処する力」だと私は考えています。テスト中に最適な解法を思いついて解答できる。困難に陥ったときに適切な策を講じて打開できる。困っている人を見かけたら、何に困っているかに気づいて手助けできる。会話中に相手の気持ちを見抜いて気の利いた声掛けができる——。そんな人に知性を感じます。

いずれのケースも、予期せぬ事態を先読みしたり、隠れた真実を見つけ出したりし、それに対して適切な行動を起こしています。一言でいえば、「問題の本質を見抜いて行動する」——。つまるところ知能とは「察して対処する力」です。

知能はヒトだけに特有なものではありません。サカナや昆虫も、知能（もしくはその原型）

と呼ぶべきものを備えています。

非生物にも知能は存在します。人工知能（ＡＩ）が好例です。ＡＩは、コンピューター内に巧妙なプログラムを組み、ヒトの知能の一部を人工的に再現したものです。１９６０年代のコンピューター技術の進歩とともに、世界中の研究者から期待を集め、一世を風靡しました。しかし流行は一気に冷めます。当時は失望が大きかったのです。ヒトはおろか、昆虫にすら遠く及ばない知能しか作ることができませんでした。

ところが、ここ2、3年、ＡＩは再び注目されています。２００６年に発表された「深層学習」が契機です。[99] 深層学習は、かつて失敗した人工知能を、何重にもつなげて階層化しただけの、実にシンプルな仕掛けです。ところが予想以上にうまく動作し、ヒトの知能にぐっと近づきました。

コロンブスの卵。言われてみれば、この階層構造は、脳と同じカラクリです。[100]

グーグル社が2カ月前の「ネイチャー」誌に発表した「深層Ｑ回路（ＤＱＮ）」は、とくに衝撃的です。[101] このアイデアもまた単純です。すでに本書に登場した「強化学習」を脳ではなく、深層学習に応用したのです。つまり、深層学習がうまくタスクをこなしたときに褒めてみました。ヒトの「教育」と同じです。

すると、ＤＱＮは自発的に適切な行動や決断ができるようになりました。たとえば、インベーダーやブロック崩しや3Dカーレースなど、市販のテレビゲームを延々とやらせ、高得点を取ったら褒めるようにしたところ、全49種中29種のゲームで、ヒトの上級者レベルにまで上達しました。

DQNに取り扱い説明書を与えていない点に注意してください。テレビ画面に表示されるものが何を意味しているのか、手元のコントローラーが何のためかなどを一切教えず、とにかく高スコアを出したら褒めてやることだけを繰り返しました。するとDQNは自力で「何をすべきか」を学びとり、高度な戦略を編み出しゲームを攻略して、並のヒトを凌駕する成績を叩き出しました。これぞ「察して対処する力」、つまり知能です。

ちなみにDQNの中身を見ても、アルゴリズム開発者にさえ、どんな演算が行われているかが、さっぱり理解できなかったそうです。これは重要です。なぜなら脳についても同様だからです。脳の内部を覗いても、なにがどう作動して知能が発揮されているのか、複雑すぎてわかりません。ヒトの知能は自分の知能を理解できません。「知能」とは、つまり、人知を超えた作用なのです。

さて、これで冒頭の疑問に対して答えが得られました。

問：「天才」の頭の中はどうなっているか。

答：凡人が覗きこんでもどうせ理解できないから、問うてはいけない。

人工知能の研究がもたらした結論は、ちょっぴり残念なものですが、わからないからこそ、知能は「神秘的」なものであり続けることでしょう。

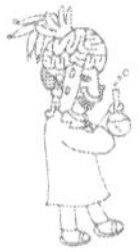

温度のチカラ

冷蔵庫を使う目的は何でしょう――。もちろん食物の冷却保存です。では問いましょう。なぜ、冷やすと長持ちするのでしょうか。

答えは「化学反応」にあります。食べ物が傷んだり腐ったりする原因の大半は、食べ物に含まれる酵素、あるいは食べ物に付着した微生物の酵素が、構成成分を変性させたり、毒素を合成したりするからです。その結果、おいしさが損なわれるだけでなく、ときに食中毒を引き起こすような劇的な変化を生じさせることもあります。

酵素の活性化や化学反応の速度は低温になると減ります。これが冷却が保存に有効である理由です。

ここで留意していただきたいことは、酵素は食べ物をダメにするために存在しているわけではない、という点です。もともとは動物や植物の中にあって、生命活動を維持するために存在していたものです。私たちの命は、詰まるところ、化学反応です。驚くほど精巧で秩序だってはいますが、ミクロに見れば、酵素の連鎖反応によって生命が紡がれているのです。

そこで次の疑問が生まれます。温度によって命の速度は変わるのでしょうか。

これを確かめるための実験が行われました。フランス国立科学研究センターのベション博士らの研究です。その結果は、先月の「プロスバイオロジー」誌で発表されました。[102]

博士らは、変温動物であるトカゲを選び、ビニールハウスの中で厳密な温度管理をしながら育てました。実験では冷やすのではなく、温めた時の効果を見ています。外気よりも平均2度ほど高く保ちながら、2年間飼育しました。すると予想通り、発達が促進されました。繁殖期を早く迎え、死亡率が高まりました。つまり、成長と老化が加速され、寿命が短縮したのです。温暖な状態では動物は「生き急ぐ」のです。

ヒトではどうでしょうか。ヒトは恒温動物ですから、気温が多少変動しても、体内の温度はほぼ一定で、化学反応の速度が変化することはありません（そのために恒温にしているのです）。だから、寿命が劇的に延びたり縮んだりすることはないでしょう。

にもかかわらず不思議なことに、ヒトは空調機を用いて、冬には部屋を暖め、夏には部屋を冷やします。スタンフォード大学のバーク博士らは先月の「ネイチャー」誌で、ヒトにも適切な気温があることを報告しています。[103] ヒトの活動は、単純な化学反応とは異なり、温度が高いほど促進されるわけではありません。

バーク博士らは、世界各国の経済活動のレベルと気温の関係をモデル化しました。するとヒトの経済活動は、平均13度程度がピークで、これより高くても、低くても活動が低下することを示しました。とくに30度を超えると活動レベルは急速に下がります。

この傾向は、気温に敏感な農業はもちろん、他の産業にもみられ、また、世界のどの地域にも当てはまる普遍則だったそうです。

ちなみに、気温に敏感なのは、ヒトのような大型動物よりもむしろネズミのような小型動物です。体が小さいと、体重あたりの体表面積が大きくなるため、体温の制御が難しくなるからです。意外と知られていませんが、実はネズミは夜行性ではなく昼行性です[104]。夜行性に見えるのは、飼育環境などエサの心配のない場合であって、より自然な環境のもとでは、体温損失の少ない暖かな昼間に、主に暗い場所で活動しています。ここでキーワードとなるのもやはり温度です。

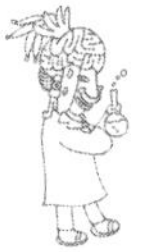

アメンボの能力は驚異的

アメンボのロボットが完成しました。ソウル大学のチョ・ギュジン博士らが先々月の「サイエンス」誌で発表した論文です[105]。

アメンボならではの特殊技能と聞いて、皆さんは何を思い浮かべるでしょうか。水没することなく、水面をヒョイヒョイと器用に動き回る能力でしょうか。

「水面を歩く」と聞いて、私が真っ先に思い出すのが、忍者の「水蜘蛛」という技。輪かんじきのような木製の靴を履いて、バランスをとりながら水面を移動する忍術です。当時使われたと思われる水蜘蛛の現物が残されていますが、力学的解析によれば、実際は、ほぼ実用に堪えないものだったようです。

ところで古来伝わる冗談に次のようなものがあります。まず水面に右足を置き、右足が沈む前に左足を前に出し、左足が沈む前に右足を前に出し……。これを繰り返せば水上を歩くことができる――。

残念ながら、この通り実行するには、ヒトの体重は重すぎます。足が沈む速度が速く、水を蹴って次の一歩を踏み出す推進力が得られないのです。一説では、時速100キロであれば、水面を走ることができるとも言われています。

体重が軽ければ話は別です。たとえばバシリスクが有名です。中央アメリカに生息しているトカゲの一種で、私も現地で何度か見かけました。大きな後肢で水面を蹴って、沈むことなく高速で川を渡ることができます。地元ではバシリスクは「キリストトカゲ」と呼ばれているそうです。ガリラヤ湖の湖面を歩いたという聖書の奇跡になぞらえているのでしょう。

厳密に言えば、バシリスクの走り方は、キリストが歩く様子とは異なります。バシリスクは足掌《あしのひら》で強く水面を叩きつけることで、気泡を作って推進力を生み、その気泡が壊れる前に脚を抜いて前進しているのです。だから脚を止めれば、（キリストとは異なり）あっという間に水中に沈んでしまいます。100グラムを超える体重は、水上で静止するには重すぎるのです。

キリストに似ているのは、むしろアメンボです。アメンボは水上で静止することができます。1円玉をそっと水に浮かべたことがある方ならばご存知でしょう。表面張力を利用すれば浮くことができます（次ページ写真参照）。アルミニウムなど、もともと水に沈む材質の場合、表面張力を使って浮くことができるのは、通常、数グラムが限界です。これを超えると水面の張りを破って水没します。

理工学的な観点からアメンボのもっとも注目すべき特殊能力は、実は、浮くことでも、水面を移動することでもありません。水面を蹴って高くジャンプする技こそが驚異的なのです。外敵に襲われたとき、驚くほど高くジャンプして逃げます（方向はデタラメですが）。

チョ・ギュジン博士らは、アメンボがジャンプするときの様子をつぶさに観察しました。もし水面を垂直に叩けば、表面張力の許容量を超え、即座に水没します。そこでアメンボが

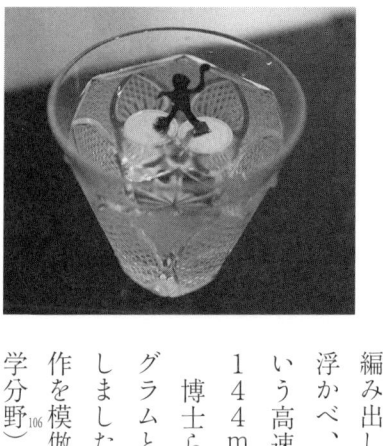

編み出した作戦は、脚の回転です。長い後肢4本を水面に広く浮かべ、これを0・02秒の瞬間に、最大回転速度2万RPMという高速でひねります。これによって、水面を破ることなく、144mN／mもの界面張力を生み出しているのです。

博士らは、このメカニクスを真似ることで、重量0・068グラムという軽量型の「水上跳躍ロボット」を作ることに成功しました。水面をジャンプする世界初の機械、これが生物の動作を模倣したロボット工学（バイオミメティクスと呼ばれる工学分野）[106]から生まれたのが面白いところです。

小さな世界には、驚くべき秘密が隠されているものです。これを知ることこそ、生物研究の醍醐味です。

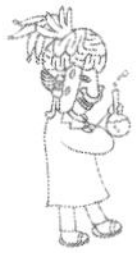

進化する微生物テクノロジー

ウードという伝説的な植物があります。厳密にいえば植物そのものではなく、木の傷口にカビが入ることで自然に発酵し、樹脂が褐色化したものです。熱すると優雅な芳香を放ちます。東南アジアの森で稀に発見されるウードは、奇跡の恵みとして神格化されました。古くは3世紀の中国・呉で著された『南州異物志』に登場します。日本ではこれより遅く6世紀。淡路島に偶然流れ着いたウードを契機に、沈香《じんこう》という名で広まりました。

現在でも希少価値が高く、本物はなかなか手に入りません。とくにウードから抽出したエッセンシャル油は、驚くほど高価です。ウードの原木となる「アクイラリア」という樹木はもともと希少種で、近年は乱獲や森林伐採が進み、2004年には、ワシントン条約の「取引を規制しなければ、絶滅のおそれのあるもの」に指定されました。アロマ専門店として世界的に有名なニューヨークの「アンフルラージュ」でも昨年、販売リストからウード油が消えました。

香る植物といえば、かつてマダガスカルを旅したときにバニラの木を見かけました。バニラもまた高価です。香辛料としては、サフランに次ぐ高級品です。栽培可能とはいえ、温度や受粉の管理が難しく、結実させるまでに大変な労力を要するからです。

バニラの香味の正体はバニリンです。単一の化学物質です。一方、ウードは多種の芳香物の混合体です。その実体は完全には解明されていません。この差は無視できません。つまりバニラの香りは人工的に再現できるのです。実際、デザートなどに使われる「バニラ風味」の大半は、化学合成されたものです。香料としてのバニリンに限れば、世界で消費される年1万6千トンのうち95%が、製紙工程で生じる副産物を化学触媒で反応させて得ています。では、残りの5%のバニリンはどのように得られたものでしょうか。バニラからの抽出物ではありません。なんと酵母が産生したものです。もちろん天然の酵母はバニリンを作りません。しかし、バニリン合成酵素の遺伝子を人工的に組み込むことで、糖分をせっせとバニリンへと変換する酵母へと変化します。

こうした微生物テクノロジーはいま大きな発展を見せています。ドナルド・ダンフォース植物科学センターのカッチャン博士は「原理的には全ての化合物を微生物に合成させることが可能」と熱く語ります。現在、食品会社や化学工業会社はもちろん、製薬会社もこの技術に注目しています[107]。

ただし現時点では、微生物発酵のコストは化学合成の50倍です。では、どうしてわざわざ微生物を用いるのでしょう。理由は消費者への印象です。人工合成したバニリンは「化学調味料」ですが、微生物に作らせれば「自然素材」と銘打つことができます。インチキ臭い表記にも思えますが、違法ではありません。

そもそも、どこまでが自然で、どこからが人工かの線引きは難しいものです。栽培されているバニラにしても、その多くはマダガスカル産で、これはメキシコに自生するバニラ原種をプランテーション用に品種改良したものですから、とんでもなく人工的な産物です。しかし、もし人為的な品種改良がなければ、バニラもウードのような高級珍品になっていたはずなのです。

こう考えると、微生物が発酵したバニリンを「人工的だ」と一方的に退けることはできません。そもそも私たちヒト自身が、大自然の一部です。「自然の産物であるヒト」が手を加えてできたものが、「自然でない」と判断するのは、ヒトの脳内にのみ有効な、人工的な概念にすぎないのです。

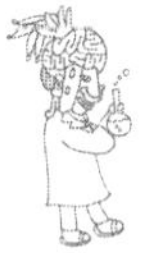

未来繁栄のために何をすべきか

中学生の頃、武者小路実篤に夢中になったことがあります。多くの書を読みましたが、なかでも友人に薦められた『人生論』には影響を受けました。トルストイやカーネギーなど世界的な著名人による『人生論』があります。実篤の著作は、その中にあって必ずしも突出した作品ではないでしょう。しかし私の心に真っ直ぐに刺さった内容がありました――。人は過去の人知を吸収し、何かを追加して、後世に引き継ぐ義務がある。

子どもは、過去を未来につなげる時間感覚が希薄で、ほぼ現在に生きています。[108] しかし先の一文を読んだ私は初めて、過去から脈々と続く人類の流れのなかで、未来への橋渡しのために自分自身を消費しなくてはと感じました。心に時間の流れが生まれた瞬間です。

私は猛然と勉強を始めました。長い歴史で蓄積された莫大な知恵を吸収するには、私自身の時間、そして才能も不足していると焦ったのです。吸収できなければ、後世に何も残すことができない。このままでは自分の価値が消滅する、と。

いま考えれば、そんな使命感に恥ずかしげもなく燃えること自体が、未熟さの反映にほかなりませんが、結局、私は「科学者」という、未来に貢ぐことを使命とする仕事に就くことになりました。

それにしても「未来に貢献したい」という願望は不思議です。利己的な立場を取るのであれば「現在の自分さえ満ち足りていれば、他人の幸せはどうでもよい。そもそも未来の人から文句や不平を聞く機会もない」となります。このスタンスを延長すれば「地球資源を消耗しても、環境を汚染しても、私には関係ない」となります。ところが人は複雑な生き物です。自分が死んだ後の人類の行く末を憂え、子孫の幸福を願います。

ハーバード大学のノワク博士らが、昨年の「ネイチャー」誌で、一定の回答を与えています。[109] 論文のタイトルもずばり「未来との協力」です。「協力」には通常、相手の意見を聞き、自分も意見を述べるという相互のやりとりが必要です。しかし時間は一方通行です。未来の人々は過去に影響を与えることはできません。こうした一方的なコミュニケーションで、人々はどのような行動を取るでしょうか。

ノワク博士らはシンプルな実験を行いました。一世代5人のグループを作り、次の世代に財産を引き継ぐゲームです。自分の世代が持つ全財産である100コインから、各自が好きなだけ取って、次世代に引き渡すのです。総消費量が一定以下ならば、次世代で100コインに資産が回復します。これは森林の伐採をイメージしてもらえばよいでしょう。許容量内の伐採ならば自然に再生します。

実験の結果、2、3世代でコインが尽きてしまうことがわかりました。約7割の人は次世代を考慮して自分の取り分を抑えたのですが、一部に「自分さえ儲かればよい」と私利私欲に走る人がいたからです。

そこでノワク博士らは、協議システムを導入しました。同世代の5人で話し合って、次世代に残す割合を決議するという方法です。すると、コインは消耗されることなく、何世代も安定して受け継がれました。この状況では約9割のメンバーが私欲を抑えることがわかりました。つまり、仲間たちとよくコミュニケーションすることが、自然と、未来への貢献につながるのです。

毎年、新年を迎えるタイミングで、私は「なぜ科学をするのか」と初心に戻るように研究室のメンバーと話し合うように心掛けています。「未来志向の自己犠牲」と言えば気取りすぎですが、それでも、現在を精いっぱいに生きることが、過去と未来の橋渡しになると信じて科学をしています。だからこそ余計に、「いま」という時間が愛おしくなるのです。

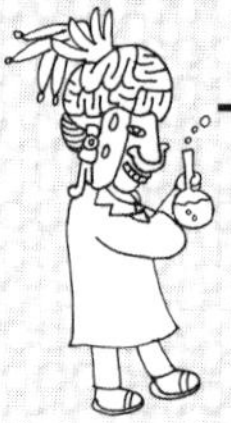

VI

明日のために

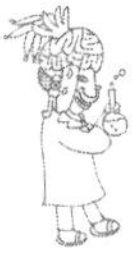

元気だしてね

動物たちは仲間の毛を繕います。グルーミングと呼ばれる行為です。

グルーミングを辞書で引くと「ごみや寄生虫の除去、傷の手当」という実用的な目的に加え、「つがい形成や、群れの仲間同士の連帯などを強める機能も持つ」とあります（広辞苑）。つまり、心の接着剤のような効果があるというわけです。実際、グルーミングは相手を慰める効果があります。エモリー大学のバーケット博士らが先月の「サイエンス」誌に報告した論文を紹介しましょう[110]。

ここではプレーリーハタネズミを用いています。まず、2匹一組にして飼育しておきます。そして、ペアのうちの1匹を電気ショック室へ移し、電撃を与えます。その後、再び2匹を会わせたときの行動を観察しました。すると、電気ショックを受けてストレス過多の状態にある相方にグルーミングしてやる時間が倍以上に増えることがわかりました。

この現象は、あくまでも同じケージで生活していた仲間に対してのみ生じ、見知らぬ他者ではグルーミングは増えませんでした。また、グルーミングを受けたネズミは、不安が減じ、自発的に動き回る「勇気」が復活しました。

こうした一連の事実から、グルーミングは、ヒトで言うところの「慰めて元気づける」ことに相当することがわかります。似たような慰安行動は、サルやゾウやイヌでも観察されていますから、「慰め」という社会的緩衝の起源は進化的に古いことがわかります。

慰めの基礎は「共感」です。共感の心がなければ慰めは芽生えません。共感とは「相手と同じ精神状態を追体験すること」です。相手が怖がっていたら自分も怖く感じる――、相手が喜んでいたら自分も嬉しく感じる――、そんな感情の共有。これが共感です。

バーケット博士らの実験でも、共感が認められています。電気ショックを受けたネズミは、恐怖に震えて体を固縮させるフリージング状態に陥るのですが、慰める側も同様なフリージングを示すのです。自分自身が電気ショックを受けたわけではないですが、相方と同じように「怖がっている」わけです。

ネズミが共感すること自体は、驚くべきことではありません。共感は、私たちが想像するよりも、はるかに原始的な感情だからです。なぜなら共感は生存に有利な行動原理だからです。たとえば、ネズミたちの近くにネコがやってきた状況を想定してください。真っ先にネコの存在に気づいたネズミは、「ネコが来たから気をつけろ」と周囲に伝えるほど、高度な言語を発達させていません。ただ怯えて固縮するのみです。固縮には重要な意味があります。気配を消すのです。生気を減らすことで、ネコに自分の存在を気づかれにくくし、やり過ごす確率を高めているわけです。

このとき、まだネコの存在に気づいていない周囲はどうすべきでしょうか。仲間の異変を無視して、平然と動き回っていたのでは、ネコに感知されてしまうでしょう。この状況下では、仲間をまねて、固縮することが最善の策です。これが「共感」の原点です。共感が進化の初期に芽生え、今日まで動物たちの脳回路に一貫して保存されてきたのは、いわば当然の結果です。

この「自分のための共感」が「思いやりとしての共感」へと進化し、その先にあるのが「慰め」です。そう考えると、慰めがネズミに存在するという知見は、ますます奥深いのです。

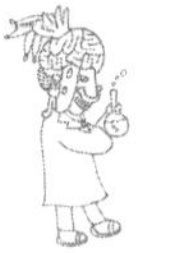

ハトのリーダー養成論

夕闇の空に帰りを急ぐ鳥を眺めるのが好きです。一斉に群れて巣のほうに飛んでゆきます。こうした動物たちの集団行動は、詩的に美しいだけではありません。合理性や効率性も備えていますから、私たちの生活や仕事にもヒントをもたらしてくれます。

近年、野生動物の行動をモニターする研究が盛んになってきています。理由は二つあります。一つは、技術的な理由です。GPS追跡装置の軽量化が進み、動物のストレスなく装着できる小型装置が開発されました。渡り鳥やイルカ、パンダ、象など、現在、世界中の様々な動物5万匹以上に追跡装置が装着されています。この分野のパイオニアであるマックス・プランク研究所のヴィケルスキ博士らは最近、太陽光発電で駆動する装置を開発しました。[111] 電池を交換せずとも、ほぼ生涯にわたって動物の行動を追跡できます。

二つ目の理由は、アメリカ国防総省が、非軍事目的の一般的なGPSに課した性能制限を解除したことです。これで使用範囲と精度が一気に高まりました。

動物を長期間モニターすると、思いがけないことが見えてきます[112]。たとえば、ある種の渡り鳥はドイツから、なんとアフリカ大陸の最南端まで、気の遠くなるような距離を毎年往来することがわかりました。飛行経路だけでなく、どこで食事をとり、どこで繁殖し、どこで群れが合流・分裂し、そして、どこで死亡するかもわかります。

意外なところでは、エトナ火山の山腹に生息するヤギが、噴火の数時間前に危険域から逃げ出していたことがわかりました。なぜ災害を予知できたのかは解明されていません。わずかな硫化水素ガスを感じ取ったのかもしれません。

最近では、ペットに取りつける装置が市販され、GPS追跡はぐっと身近になりました。飼いネコがどこに出かけているかが手に取るように分かると人気が高いようです（ただしネコは期待したほど遠出や冒険はしておらず、近隣をブラついていることが多いのですが）。

そうした身近な動物観察からわかった興味深い事実を一つ紹介しましょう。オックスフォード大学のビロ博士らが行ったハトの行動解析です。先月の「カレントバイオロジー」誌に発表されました[113]。

ハトのリーダーは仲間を効率よく率いることが知られています。ただし、どのようにして優秀なリーダーが選ばれるのかは謎でした。そこでビロ博士らは、群れのメンバーすべてのハトにＧＰＳを装着し、リーダーが選ばれる過程を観察しました。すると意外なことに、群れができた当初は、引率能力の高い個体がリーダーとして選ばれる傾向は見られませんでした。むしろ、飛翔能力の高いハトがリーダーとなる傾向がありました。つまり「選ばれた」のでなく、単に速く飛ぶから先頭に立ってしまうだけのようです。ところが、先頭に立つ機会の多いリーダーは、次第に効果的な経路を選ぶ能力が高まってくるのです。

必要は発明の母――。群れを先導する回数が多ければ多いほど、リーダーシップを発揮しなければならない機会も多くなります。1週間も先導を任されるだけで、精度の高い経路を習得する力が身につきました。一方、リーダーについていくだけの仲間たちには能力の向上は見られませんでした。

地位が人を作る――。置かれた立場が、その人の能力をそれ相応に高めてくれるという社会原理は、どうやらハトにも当てはまりそうです。

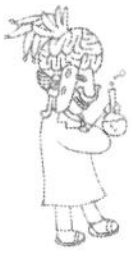

消える木々と日本人

　地球上に樹木は一体何本あるのでしょうか。およそ見当がつきません。世界にある樹木の総数を数えようと、米・イェール大学のクラウザー博士らが率いる研究チームが国際プロジェクトを立ち上げました。ここでいう「樹木」とは、幹の直径が10センチ以上の喬木《きょうぼく》を指し、幼木や灌木は対象外です。博士らは、50カ国以上の43万カ所を丹念に調べ、世界の総数を推定しました。先月この調査結果が「ネイチャー」誌で発表されました。[114]

　3兆本――これが答えです。イメージの湧かない数ですが、銀河系の星よりも10倍以上多いといえば想像の助けになるでしょうか。従来は、大雑把に4千億本程度と見積もられていたので、桁違いに多かったことになります。地球は想像以上に「緑」に覆われているようです。

　樹木のほぼ半数は予想通り、熱帯雨林に分布していましたが、意外だったのは、ツンドラなどの極北エリアでの樹木の多さでした。この地域では、横に枝を広げるよりも、背を高く伸ばす高木が多いため、樹木の密度では世界一高く、予想外に数が多かったのです。「樹木の多さ」は予想を裏切る嬉しいデータでしたが、喜ぶことのできない事実も同時に明らかになりました。伐採による樹木の減少の速さです。樹木数は、ヒトの文明が始まって以来、1万2千年の間に46％も減少。現在でも毎年150億本が伐採され、このペースだと単純計算で2000年後にはすっかり消滅することになります。

そこで、3兆本という数を別の角度から眺めてみましょう。世界人口が約73億人ですから、1人当たりの樹木数は400本強。想像してください。日本人1人が一生のうちに消費する木材は400本で済むでしょうか。木造建築をはじめ、木製の箪笥や机、廊下、割り箸、そして紙など。日本人の生活は、伐採された木々に支えられてきました。さらに国内で消費される木材の70％以上は輸入材で、割り箸にいたっては97％が輸入材で作られています。

もちろん国産材もあります。都会から車で1時間も走れば豊かな森林が広がっています。日本の国土の69％は森林です。日本の森林率がいかに突出しているかは、各国との比較でよく分かります。「緑豊かな国」と聞いて真っ先に思い当たる国はどこでしょうか。ジャングルに恵みをもたらすアマゾン川流域を抱えるブラジル、広大な針葉樹林が広がるカナダ、それともシュバルツバルト（黒い森）のドイツでしょうか。ところが比率をみると、ブラジルは57％、カナダは33％、ドイツも31％にすぎません。

ほかの主要国をみても、米国33％、ロシア30％、中国22％、オーストラリア21％、イギリス12％です。いかに日本の69％が多いかが理解できます。日本は、フィンランド73％、スウェーデン67％といった北欧諸国に匹敵する森林大国なのです（ノルウェーは28％）。

アジアでは、木材輸出大国のタイが37％、カンボジアは56％です。今回の調査で、これら東南アジアの国々では、過去わずか45年間に森林の43％を失ったことも明らかになりました。

つまり日本人は、自国の森林を傷つけることなく、海外の無計画な森林伐採に依存して、木製品に囲まれた「古き良き日本らしい生活」を維持しているのです。

この本の原稿を推敲する手に収まっている木製の赤エンピツを眺めると、なんとも居心地が悪くなります。

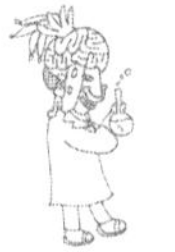

つむじの秘密

世界は左右対称な物に満ちています。太陽や富士山のように巨大なものから、もみじ葉や雪結晶の微細に至るまで、無数に散見されます。身近なところでは身体がそうです。目、耳、鼻孔、手、足は正中線に沿い、左右均等に一対ずつ備わっています。

だからでしょうか。左右を区別するのは案外と難しいものです。成長の過程を見ればよくわかります。体の右左をきちんと識別できるようになるのは、ようやく小学校にあがる頃です。小学5年生になっても、対面した相手の左右を言い当てるのは苦労します。大人の認識レベルに達するのは中学に入る頃です。[115]

実は大人でも、左右の認識が苦手な人がいます。「右に曲がって」と言われたのに左折してしまったり、「左手で右方向を指して」と言われて混乱したりする人がいるのです。こうした「左右盲」と呼ばれる人は、男性で9%、女性で18%いるとされ、とくに左利きの女性に頻発します。[116]

通常なら「どこか抜けている」程度の愛嬌ですみますが、医者や運転士の左右混乱は重大な事故につながりかねません。

左右盲は、大脳皮質の頭頂部付近にある「角回」と呼ばれる脳領域の障害だと考えられています。[117] とくに右半球の角回が深く関連するようです。角回は、自分の位置を認識し、それを言語表現する能力に関わります。

ところで、身体には、左右対称でないパーツもあります。たとえば胃は左半身、肝臓は右半身と内臓は左右非対称です。しかしこれは「知識」として知っているだけで、多くの方は現物を見たことはないでしょう。だから、「身体は非対称である」という実感が湧かないはずです。

実は、外から見える部分でも、左右非対称なパーツがあります。どこでしょうか。答えの一つは「つむじ」です。渦の巻く方向が定まっていて左右対称ではありません。つむじはなぜできるのか。均質に毛並みが揃って生えればよいものを、なぜ、わざわざ渦を巻くのでしょうか。

実はこの「毛並みが揃う」ことが原因です。頭髪は隣同士で同じ方向に生えようとします。これこそがつむじのできる理由なのです。

わかりにくければ、田んぼが広がる風景を想像しましょう。稲は地面から垂直に伸びています。この場合、渦はできません。では、強風の影響で、すべての稲が特定の角度で傾いてしまったらどうでしょう。この場合も一斉に稲が傾くだけで、つむじ状の渦はできません。

でも、田んぼが平地でなく、ボールのような球面だったらどうでしょう。田植えのときに「毛並み」を揃えて（つまり隣の苗と同じ角度に傾けて）、次の苗を植えてゆきます。この作業を球面全体へと繰り返してゆくと、必ずどこかで辻褄が合わなくなります。その齟齬《そご》が「つむじ」です。そこは、あらゆる方向からの毛流が合流する渦状の特異点です。

つむじは頭部が曲面であることによって自然と発生するものです。当然、つむじは頭のテッペンにあるとは限りません。頂点からずれている人が80％と、むしろ「つむじ曲がり」が主流です。つむじが二つ以上ある人も10％ほどいます。

自然界には似たものがいくつもあります。たとえば「松ぼっくり」がそれです。よくみると螺旋状に巻いています。ただし、頭髪のつむじとは決定的に異なる点があります。松ぼっくりは左巻き右巻きが半々なのです。おそらくランダムに方向が決まるのでしょう。ヒトのつむじは「右巻き」が90％です。この偏向性を根拠に、つむじの向きは遺伝で決まると考える研究者もいます。[118] 朝顔のツルの「左巻き」が生得的に決まっているのと同じ論拠です。

ちなみに、つむじが「左巻き」の人の約半数は左利きです。

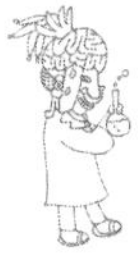

冗談は強力な武器になる

先日、ある雑誌に「ジョークを言う人は出世する」という特集を見かけました。興味深い内容だったので、インターネットでも調べてみたところ、冗談の「効能」を謳う記事が多く見つかりました。多くの記事を私なりに分析した結果、要点を二つに絞ることができました。

①冗談は周囲を和ませ、人々を活気づける。笑顔は職場の結束を強め、業績を高める。これができるムードメーカーは社内での信頼が厚い。

②冗談は洗練された機転から生まれる。冗談を言うことのできる人は、豊富な知識と機知を備えた人であり、出世の素地がある。

なるほど。どちらも説得力があります。①について言えば、確かに、脳の観点からも、冗談や笑顔に一定の効能があるのは確かです。しかし私はあえて、まだ両説が冗談の重要な側面を見逃していることを指摘してみたいと思います。不都合な点なので、両説ではあえて明言を避けているのかもしれません。実は、冗談は相手より優位に立つテクニックとして有効なのです。

冗談の効能については心理学の分野で古くから研究されています。米・ウィスコンシン大学のカンター博士が行ったアンケート調査を紹介しましょう。[119] 博士は学生に冗談を二つ提示し、両者のおもしろさを採点してもらいました。たとえばこんな冗談です。

――自伝を出版した俳優に、ある女優が言います。「あなたの新しい本を見たわ。上手ね。おもしろかったわ」。男性は答えます。「楽しんでもらえたようで嬉しいよ。ところで誰に読んでもらったのかい？」

ゴーストライターの存在を指摘された俳優が、仕返しとばかりに、読書と縁のなさそうな女優を蹴落としたわけです。もう一つの冗談は、男女の立場を入れ替えただけのものです。今度は女優が俳優に向かって「楽しんでもらえたようで嬉しいわ。ところで誰に読んでもらったの？」と言って終わります。

アンケートの結果、二つの冗談の感じ方に男女差があることがわかりました。男性は前者、つまり男性が優位のバージョンのほうをよりおもしろく感じ、同性がギャグの対象になった後者を不快に感じました。

この結果はたしかに理解できます。かつて私自身がアメリカでこんな経験をしました。ラスベガスの劇場でコメディーを観ていると、テレビが壊れてしまうシーンがありました。何度もリモコンを操作しますが、テレビはうんともすんとも言いません。すると主人公はリモコンを指しながら、観客席を向き、こう言い放ちました。

「イッツ・ア・ソニー！」

当時流れていた日本製電化製品のCMの有名なフレーズです。会場は大爆笑の嵐に包まれました。私も俳優の演技のノリの良さに一笑しましたが、しかし本心では、どこか祖国が茶化されているようで、心の底からは面白おかしくは感じませんでした。しかし会場の異様な盛り上がりには抗する術もなく、笑いが盛大になればなるほど、暗澹たる気分に沈み、しまいには劣等感さえ覚えました。

おわかりでしょうか。アメリカの小説家ジューエットは「楽しい話には必ず不実や不道徳が含まれている」と述べています。またイギリスの哲学者トマス・ホッブズは「ユーモアは劣ったものに対する優越感から生まれる」と指摘しています。正にその通り、冗談は対象を相対的に見下す力を秘めています。直接的な侮言《ぶげん》を浴びせて貶すよりも周囲の反感を買うことが少なく、巧みに活用すれば優位に立つための強力な武器となります[120]。

そんな視点で、冒頭の「ジョークを言う人は出世する」という文言を眺めてみると、また違った真意が見え隠れします。

じゃんけんの必勝法

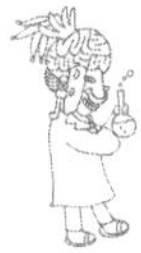

5回勝負のじゃんけん連戦では、1手目はパー。あとは「グー↓チョキ↓パー」と順番に出せばよい。ただし、あいこだった場合、次は「グー↓パー↓チョキ」と逆順にする——こんな単純な戦略ですが、勝率は5割を超えます。

日本のじゃんけんに類似した「三つ巴」の遊戯は世界中にあります。しかし、その形態が「石 vs. 鋏 vs. 紙」という形で定着している地域は多くありません。もっとも普及しているのは東アジアの諸国です。アメリカやイギリスでもよく使われますが、ロシアや北欧、西アジアや中南米の諸国では、それほどメジャーではありません。

こうした不均等な世界分布から、じゃんけんは東アジアが発祥であると想像できます。興味深いことに、ウィーン大学のリンハルト博士は「じゃんけんは日本で生まれた」と唱えています。じゃんけん誕生の時期も「江戸末期」と特定しています。[121] チョキのもととなった金属製ハサミが、日本で普及したのは江戸末期です。たしかに時期は一致しています。

じゃんけんの必勝法は、なんといっても「後出し」。これは最強です。東京大学の石川渡辺研究室は、後出し作戦で100%の確率でじゃんけんに勝つロボットを開発しました。[122] ヒトがじゃんけんの「型」を作るときの指関節の微妙な動きを、千分の1秒の速度でモニターするのです。相手がどんな手を出すかをできるだけ早く判別し、それに勝つ手を「後出し」するのです。あまりに一瞬の出来事でヒトには何がおこったのかわかりません。わかるのは自分がじゃんけんに必ず負けるという事実です。ロボットの瞬発力は抜群です。実際には、ロボットは、相手がグー・チョキ・パーを作りあげるよりも前に、勝ち手を出します。だから、厳密に言えば「先出し」です。もちろん、ヒトにはそんな高速な判断はできませんから、この戦法は現実的ではありません。

そこで視点を移しましょう。まず、グーとチョキとパーの分布が3分の1と均等にならないという事実に注目します。桜美林大学の芳沢光雄博士の調査によれば、チョキを出す確率は31・7%と他の手よりも少々低いようです。[123] これは解剖学的にも理にかなっています。チョキを作るのは難しいからです。グーとパーは乳児にもできますが、チョキは概ね2歳からです。つまり、勝負ではパーを出せば、わずかですが有利になります。

5回勝負などの連戦となると、状況が複雑になります。逆に、複雑なぶんヒトの無意識のクセも素直に反映されるようになりますから、勝機も生まれます。

浙江大学の王志堅博士らは、じゃんけんを続けるとき、どんな手を出しやすいかを解析しています。[124] データによれば、2回連続して同じ手を出す確率は50％にも上るそうです。とくに勝ったりあいこだったりした場合に、同じ手に固執する傾向があります。一方、負けた場合は手を変える率が7割に高まります。変える場合は、その勝負で「出しておくべき」だった手、つまり「本来ならば勝った」はずの手に変えることが多いようです。たとえば、グーで負けたら、次はチョキ（＝相手のパーに勝つ手）を出す傾向があります。

一般にヒトは、現状に問題がなければ、「今」を維持する傾向があります。うまくことが運んでいるときに、わざわざ状況を変更することはリスクを伴います。だから、勝った場合や、あいこだった場合には、現状保持に努めるのです。

逆に、うまくいかなかったときには、現状を打開しようと対応策を講じます。策案の基本は「反省」です。つまり「本来とっておくべきだった選択」へと軌道を修正するのです。じゃんけんの調査で浮かびあがった傾向は、この心理とぴったり一致します。

こうした心理を利用して勝ちにゆく作戦が、冒頭で紹介した策です。改めて眺めていただけると、理に適った戦略であることがわかっていただけると思います。じゃんけんは単純なルールながら、ヒトの心理が見え隠れする遊戯です。魅力が尽きません。

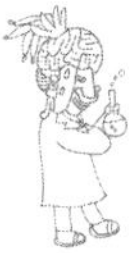

ヒトの歩行距離は地球3周半

一日にどれほど歩いていますか。厚生労働省が今年公開した「平成30年国民健康・栄養調査報告」によると、成人の一日平均歩数は6368歩だそうです。男女差があり、男性は6794歩、女性は5942歩。男性のほうが10%以上も歩き回っていることになります。体力や職業はもちろん、歩きやすい靴を履いているかなどの文化的習慣も影響しているのでしょう。

年齢によっても異なります。若い人ほどよく歩き、40代以降、徐々に減っていきます。ただし、75歳を超えても平均4千歩以上という数値が出ています。

結果として生涯に2億歩、総歩行時間にして1万時間を費やす計算になります。総歩行距離は14万キロ。つまり、地球3周半も歩いています。

奈良時代にはすでにペルシャ人が日本に到達し、イスラム教徒が平城京を歩き回っていたらしいという、びっくりするような推測がなされています。ヒトの歩行能力を考えれば、ペルシャ（現在のイラン）からシルクロードを経て、はるばる日本まで歩いてくることは、まったく不思議ではありません。

ヒトは「歩く生物」といって過言ではないほど、二足歩行に特化した骨格を発達させています。4本足で歩く哺乳類よりエネルギー効率が高く、1キロ歩くのに消費するエネルギーはわずか50キロカロリーです。電気代に換算すれば1・3円（タクシー代の200分の1以下！）。空を飛行する鳥類と同程度の燃費（距離対エネルギー効率）を誇ります。

そのぶん障害などで歩けなくなることの代償は大きく、物理療法や介護の分野では、さまざまな「歩行補助具」が提唱されています。歩行補助具の研究は古く、100年以上の歴史があります。

では健康な人の歩行補助具はどうでしょうか。ヒトの骨格は、数百万年の進化の過程を経て、すでに歩行に適応していますから、健康な人が補助具を装着すると、かえって歩行効率は悪化し、疲れやすくなってしまいます。ですから、この研究分野では、外部電源を用いて歩行を助けることが常識となっています。

この常識に果敢に挑む研究者がいます。カーネギーメロン大学のコリンズ博士らです。ヒトの歩行効率は完璧なのでしょうか。まだ改善の余地があるのでしょうか。博士らは最新技術で歩行時の骨格と筋肉の運動をつぶさに観察し、ヒトの弱点を突き止めました。

足を下ろすとき、最初に地面に着くのは踵です。その後、体重をつま先に移動させ、地面を蹴り上げます。先月の「ネイチャー」に掲載された博士らの論文によれば、この一連の運動で費やされるエネルギーが、前進運動へと上手に変換されていないことがわかりました。[125]

そこで博士らは、足の振り子運動エネルギーを、ふくらはぎの筋収縮力に変換するための補助器を開発しました。巻き取り式バネを備えたカーボンファイバー製の外骨格器です。完全な機械式で、電源は一切用いていませんが、これを両脚に装着すると、歩行効率が7%も改善されることがわかりました。

わずかな数値に思えますが、4キロの追加荷物を背負って山道を歩くエネルギー増加分に相当します。つまり、ヒトの歩行はまだ最適でなかったのです。

歩く機会の多い人ならば、こうした補助具を身に着けるだけで仕事効率が高まるでしょうから、今回の発見は朗報です。しかし、何より私はこの論文を読んで、「人体の効率化」がまだ完全には済んでおらず、進化の余地が残っていることに、むしろ安堵しました。「もう伸び代がない」と宣言されたら、なんとなく残念です。そんな意味も含め、人体の素晴らしさを再発見させられた研究でした。

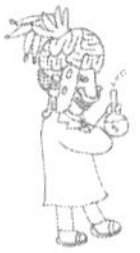

コリアンダーはお好きですか？

コリアンダーは地中海沿岸が原産とされていますが、現在では地中海沿岸のみならず、世界中で広く使用されています。それを反映してか、「パクチー」「香菜」「シラントロ」「中国パセリ」など、国や料理によって様々な名称があります。正式には「コリアンドルム」という学名ですので、ここではコリアンダーと書くことにしましょう。

コリアンダーは、ツタンカーメンの墓からも見つかっています。古代ローマ時代には広く栽培されていました。古くから人類に愛用された食用植物だといえます。

ところが、これほど日常的に広まっているにもかかわらず、「万人に愛される」わけではないところが不思議なところです。（私のように）コリアンダーだけをサラダ盛りにして食べたいほど愛する人もいれば、まったく受け付けない人もいます。コリアンダーと同様、世界中で食されているトウモロコシやバナナには、これほどの好き嫌いの二分はありません。

世界的食材のなかで、コリンアンダーの支持率の低さは、特筆すべき特徴です。

私がコリアンダーを好きな理由は、あのえも言われぬカメムシの悪臭に似た刺激臭にあります。「あれは病みつきになりますね」と、そんな話をしたところ、友人から「カメムシの臭いとは絶対に違う。新鮮な緑を感じさせる心地よい爽やかな香りだ」と反論されました。

すると、少なからぬ人が、私でなく、友人に賛同することに気づきます。

とはいえ、コリアンダーの和名は「カメムシソウ」ですから、私の感覚が決して独りよがりでないことは確かです。

化学的に説明すると、カメムシの刺激臭の成分は「2ヘキセナール」です。一方、コリアンダーの刺激臭は主に「2デセナール」です。ともに脂肪族アルデヒドではありますが、たしかに友人たちの言うことは正しく、化合物としては別物です。私が両者を同じ臭いに感じるということは、私の嗅覚アンテナが（友人たちとは異なり）両化合物に対して同じように反応してしまうのでしょう。

そんな感じ方の個人差を不思議に感じていたところに、アメリカの遺伝子検査会社「23アンドミー」から論文が発表されました。[126] 1万5千人ほどの西洋人の遺伝子を調べると同時に、コリアンダーの風味に対する感じ方をアンケート調査しています。

コリアンダーには、新鮮香と刺激臭の2種が共存します。後者の刺激臭がカメムシ臭です。

今回の調査結果によれば、この刺激臭を感じるのは人口の14％です。なんと、わずか14％ですか！　私にとっては、生まれて以来ずっと感じてきたこの感覚は、唯一無二の嗅覚として絶対的に信頼してきましたから、まさか私の感覚が世間的にはマイノリティーであるとは思いもよらないことでした。

染色体の網羅的解析から、コリアンダーの刺激臭を感じる遺伝子も見つかりました。予想通り、嗅覚アンテナの遺伝子でした。嗅覚アンテナは1千文字近いＤＮＡにコードされていますが、この1文字が変異し、コリアンダー刺激臭をカメムシ刺激臭と混同するのです。

一方、コリアンダーの嗜好調査によれば、嫌いな人の多くは「刺激臭」を理由にあげます。つまり、カメムシ臭くて我慢できないというわけです。

この調査結果もまた、私にとって意外なものでした。つまり、あのえも言われぬ強烈なカメムシ臭を、勇気をふりしぼって口に含むことの異様な自傷的構図が、私には堪らなく快感なのですが、どうやら、その私の好みには、別の要素が潜んでいるようです……。

最近ではシナモンやバジル、アルコール、さらには合成香料の感じ方にも遺伝的な差異があることがわかっています。もはや、自分の感覚世界のどこをどれほど他人と共有できるのかが信じられず、妙な浮遊感を覚えます。

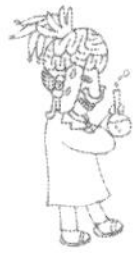

ＣＭを流す本当の効果とは

テレビにＣＭを打つのはなぜでしょう。よくある回答は「知名度を高めること」です。しかし、これは本当の目的になりえません。商売である以上、名前を認知してもらうだけではダメで、商品を買ってもらう必要があります。ＣＭ制作や放映の出費に見合う売り上げがなくては、経済学的には「宣伝の効果があった」とは言えません。

別の回答例として、「購買意欲を刺激するため」というものがあります。しかし実際には、「ＣＭを見ていたら欲しくなった」と直接刺激を受けるケースは少ないと聞きます。なぜならＣＭを真剣に見ている人が少ないからです。

広告の真の意味は、単純接触現象にあります。[127]これは「なじみがあるものに安心感を覚える」という無意識の心理です。たとえば、スーパーマーケットの棚に、品質も値段も同等な二つの商品ＡとＢが並んでいたとします。商品Ａ（もしくはそのメーカー名）がＣＭで何度も接しているものだった場合、消費者の多くは、見知らぬ商品Bではなく、商品Aを選択します。見知っているものに好感を覚える傾向は、動物の長い進化の過程で培われた本能です。以前に見たことがあるものは、自分自身に壊滅的な悪影響を与える可能性が少ないものです。なぜなら「自分が生きているから」です。自分を捕食したり殺害したりするような相手だったら、前回に出会った時にすでに被害にあっていたはずです。しかし、そのようなことが起こらなかったからこそ、いま自分が生きている——だから安全である可能性が高いのです。

結局、繰り返し接したものを、見知らぬものよりも、好意的に評価する本能は、生存に有利に働きます。CMはこの進化論的に保証された心理を利用しているのです。

単純接触現象は日常の様々な場面で見られます。たとえば、家族や級友には赤の他人よりも親近感を覚えるものです。また、「住めば都」ということわざも同じことで、なじみのない土地でも住んでいるうちに好きになります。

ところで、自分にとって、もっともなじみがあるものは自分の顔でしょう。洗面台で鏡を覗きこめば、毎朝出会うことになります。これほど何度も出会っていれば、単純接触現象によって自分の容姿を高評価してしまっても不思議ではありません。こう書くと「自分の顔に満足している人は多くない」と反論されそうです。確かにそうかもしれませんが、ここでのポイントは、自分が自分の顔にくだす「主観的な評価」と、他人が自分の顔にくだす「客観的な評価」に差があるかどうかです。これを調べた研究があります。フロリダの臨床美容研究センターのネスター博士らの調査です。

博士らは、67名の採点者たちに、写真に写った顔を次々に採点してもらいました。一連の写真には採点者自身の顔も交ざっています。結果は予想通りでした。他者による評価よりも、自己評価のほうが、平均して34％も点数が高かったのです。自分の容姿を現実よりも高く評価しているわけです。

このデータでおもしろいところは、若者ほど自己評価が高かったことです。年を経るほどそれだけ自分の顔を見慣れてくるはずで、単純接触現象が強まりそうなのですが、実際には逆で、自己評価が等身大に縮小していくのです。身のほどをわきまえる――「大人になる」とはそういうことなのかもしれません。

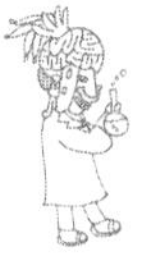

ポーカーから人間社会が変わる!?

トランプゲーム「ポーカー」の最適解が発見されました。これで人間はコンピューターに勝つことができなくなりました。

コンピューターと人間の対決といえば、チェスの王者カスパロフに勝った「ディープブルー」、チェッカーの世界チャンピオンのティンズリーを負かした「チヌーク」を思い出します。しかし、ポーカーは二つの意味で決定的に異質です。

一つ目は、「人間に勝った」のではなく、「解が得られた」という点です。チェスのディープブルーならば、将来もっと強いチェス王者が現れれば（おそらくないでしょうが）、再び人間に負けるかもしれません。しかし、ポーカーの場合は最適解が出たのです。もはやどんな強敵が現れようと、負けることはありません。

二つ目は、ゲームの本質的な差です。チェスやチェッカーは相手のコマがすべて自分に見えています。一方、ポーカーは相手がどんな札を持っているかはわかりません。このように情報が完全に開示されていないゲームを、「不完全情報ゲーム」と呼びます。ヒト社会での取引は基本的に不完全情報ゲームです。不完全情報ゲームの解が得られたのは初めてです。

では、どのようにポーカーが解けたのでしょうか。

数学の解法には大きく2種類あります。「美しい証明」と「美しくない証明」です。たとえば、100までの自然数に含まれる偶数の個数を求めるには、100÷2を計算して50個と求めてもよいですが、1から100までを一個一個しらみつぶしに検証する方法もあります。洗練された前者が「美しい証明」で、愚直な後者は「美しくない証明」です。

当然、数学者は前者の「美しさ」に憧れます。しかし今回の解決は、後者によって得られました。なぜなら、ポーカーの方程式を「美しく解く」ことは数学的に不可能だからです。

ただしポーカーの場合、後者の「しらみつぶし作戦」にも大きな難題があります。調べなくてはならないトランプの組み合わせが多すぎるのです。最もシンプルな、二人で行う「ホールデム」ルールでさえ、32京個のパターンになりますから、スーパーコンピューターにしても何千年分もの計算が必要です。論理的には計算可能であっても、現実的な問題として、しらみつぶし作戦は不適合です。そこで、従来の研究者たちは、「解く」ことは早々に諦め、代わりに人工知能（ＡＩ）を教育して強くさせることを試みてきました。[128]

そうした背景のなかで、先の「しらみつぶし作戦が成功した」という今回の発表は、驚きを持って迎えられました。アルバータ大学のボウリング博士らが先月の「サイエンス」誌で発表した論文です[129]。博士らは計算に工夫をこらすことで、トランプの組み合わせの数を、実質上14兆個までに減らすことに成功しました。そして「どの状況でどう決断をすれば失敗が少ないか」を基準に、最適な対処法を調べ上げたのです。

この画期的なアルゴリズムが功を奏しました。毎秒60億以上のパターンを生み出すCPU4800個を67日間フル稼働させ、最適解の算出は終わりました。計算結果は11TBのハードディスクに保存されました。この保存データは、いわば万能の「辞書」です。このデータを参照しながらポーカーをすれば、もはや怖いものなしです。

もちろんポーカーは、じゃんけんに似て確率的なゲームですから、一回一回の各ゲームにおいては負けることはあります。しかし延々とポーカーをやり続ければ、総獲得金額として損することはありません。

計算パワーにものを言わせてポーカーが解かれました。そこまでして強引に、人類の優雅な「遊び」を味気なくしてしまう必要があったかどうかはさておき、このアプローチ法は、経済や政治の駆け引きにも応用できる可能性があるそうです。ポーカーによって、人間社会のあり方が新しい局面に入ったのかもしれません。

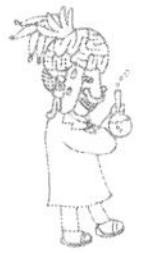

マラリアに強い血液型

血液型A型はマラリアに罹ると重症化しやすい――カロリンスカ研究所（スウェーデン）のワルグレン博士らが今年、「ネイチャー・メディシン」誌で、そんなデータを発表しました。[130]マラリアが蔓延するナイジェリアではO型は劇症化しにくいことが指摘されていました。[131]

O型はマラリアに強く、A型は弱い――。博士らはそのメカニズムを解明したのです。

マラリアに強い体質で有名なものは、なんといっても「鎌状赤血球症」です。正常な赤血球はハンバーグのように平板ですが、この病気では名前のように、赤血球が鎌の形状、つまり三日月形に変形しています。ヘモグロビンの遺伝変異で、赤血球が変形してしまうのです。

赤血球が変形すると、体内から除去されやすくなりますし、なによりその形状から毛細血管で詰まりやすいのです。つまり、正常型の血液に比べて、酸素をうまく運ぶことができません。当然、生存に不利なはずですが、西アフリカでは人口の約10％が鎌状赤血球症です。

マラリアに罹りにくいという利点が、酸素運搬の不利を補って余りあるのでしょう。

マラリアに罹りにくい理由はすでに解明されています。マラリア原虫は単細胞生物です。蚊を介してヒトに感染し、赤血球中で増殖します。とくに熱帯熱マラリア原虫は危険です。これに感染した赤血球は血管に付着しやすく、血流が低下します。脳の血流が低下すると昏睡や脳損傷を引き起こし、ときに致死的です。

ところが鎌状赤血球にマラリアが感染した場合は、事情が異なります。赤血球はさらにとがった鎌形に変形してしまうのです。もはや赤血球は形を維持できなくなり破裂します。つまり、赤血球が自滅するのです。このため原虫は増殖できません。これがマラリア抵抗性の理由です。

さて、ワルグレン博士らは、マラリアに感染した赤血球が血管に詰まる理由を調べました。原因としてＲＩＦＩＮというタンパク質を突き止めました。ＲＩＦＩＮは熱帯熱マラリア原虫が分泌します。これが赤血球の表面に結合すると、接着剤のような働きをし、赤血球同士が凝集しやすくなり、血管が詰まりやすくなるのです。

博士らは、さらに研究を進め、Ａ型抗原が赤血球にあるとＲＩＦＩＮが結合しやすいことを突き止めました。

血液型は第９染色体に存在する遺伝子によって決まります。これは赤血球の表面のタンパク質に「糖」をつなげる酵素です。この酵素の違いによってA型にはA型なりの、B型にはB型なりの糖の鎖が、赤血球に紡がれます。簡単にいえば、赤血球の表面の「ざらつき」に違いが生まれます。

RIFINは、この違いを認識してA型の糖鎖に結合することで、脳血流を低下させ、症状を悪化させるわけです。

ちなみに血液型によって、赤血球の表面のざらつきに違いがあるのならば、当然、マラリアが感染していない正常な状態でも、血流のスムーズさに影響があってもよさそうです。もし脳血流が血液型で異なれば、「性格」が異なっても不思議ではありません。

アメリカ自殺研究センターのレスター博士は、日本を含む先進国17カ国で調査を行い、自殺者に関する膨大な情報を分析しています。[132] 年齢や離婚の有無、アルコール中毒だったかなど、どんな要因が自殺につながっているかを解析したところ、国を超えて最も普遍的であった要因が、「血液型」でした。O型は自殺率が低かったのです。

科学的根拠がないと揶揄される「血液型性格判断」ですが、案外、脳と深い関係があるのかもしれません。正確な調査が待たれます。

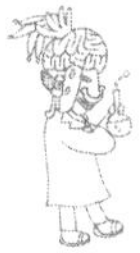

人類のルーツに出会ってきました

スタークフォンテン洞窟をご存じでしょうか。南アフリカの都市ヨハネスブルクの郊外にある洞窟です。ここを訪問するのが夢でした。

自分は何者だろう――この疑問には二つの側面があります。一つは、自分の内面を掘り下げながら「私」の本質を探究したいという哲学的願望。もう一つは、自分の先祖のルーツを遡りながら「私」の素性を探究したいという生物学的願望です。

私は後者の願望が強いようです。なぜなら脳研究を20年以上続けた結果、前者、つまり「私の実体」は、とくに解析する価値のない（もしくは解析不能な）仮想幻影だと感じ始めているからです。

というわけで、自分の出生ルーツについてです。私の興味対象は、100年、千年といったスケールよりも、はるか昔、「私たち人類がどう誕生したのか」にあります。

現生人類に最も近い縁種は、チンパンジーなどの高等霊長目です。遺伝子は98%以上が相同です。しかし、ヒトには体毛がなく、表情が豊かです。言語を操り、手先も器用です。チンパンジーをどう贔屓目にみても、ヒトとの間には、見かけも才能も大きな隔たりがあるのは、認めざるを得ない事実です。

動物からヒトに突然ジャンプすることは、進化論的には考えにくいため、科学者たちはずいぶんと昔から、ヒトと高等霊長目の間に「失われた架け橋」があることを想定していました。その溝を埋めたのが、1924年の歴史的な発見、原始人アウストラロピテクス（「南の猿」の意）です。この化石が発見された場所が、冒頭で述べたスタークフォンテン洞窟です。人類のルーツであるこの洞窟を、いつか訪問したいと長年願っていましたが、ついに夢がかないました。

世界遺産に登録されてはいますが、決して立派な洞窟ではありません。どこにでもありそうな岩穴です。しかし、私にとっては特別です。洞窟の岩椅子に腰掛けながら、300万年前にここで繰り広げられていた彼らの生活に想像を巡らせる時間は、至福のひとときでした。

ところで、いま読んでいるこの本を置いて、指で「OKサイン」を作ってください。親指と人さし指の「腹側」が接し、円環になっているでしょう。これはとても不思議なことなのです。これができるのはヒトだけなのです。たとえば、足の指でOKすることはできるでしょうか。できません。なぜでしょう。

手の親指は、他の4本の指とは向きを反対に動かすことができます。解剖学で言う、いわゆる「拇指《ぼし》対向」です。ヒトの手は、いわば動物界の「奇形」です。親指を逆向きにしたまま力を入れられる奇妙な関節を発達させています。

しかし、この奇妙な変異のおかげで、ネジを回したり、針に糸を通したり、箸を使ったり、スマホをいじったりといった、ヒトらしい作業ができるようになりました。道具が道具として機能を発揮できるのは、拇指対向の恩恵です。

拇指対向は進化の過程でいつ発生したのでしょうか。永らく謎のままでしたが、今年1月に「サイエンス」誌に一報の論文が載りました。[133] ケント大学のスキナー博士らの研究です。博士らは、アウストラロピテクスの化石を丁寧に調査し、彼らが拇指対向であったことを証明しました。常識を覆す発見で、学界内にちょっとした衝撃が走りました。

言語が先か、道具が先か。300万年前、私たちは会話を始めるより前に、原始的な手工芸を発達させていたのかもしれません。

資料

初出一覧（掲載はすべて「週刊朝日」）※一部改題しています

Ⅰ

似た者が集うワケ（２０１６年２月５日号）
美人なヒトだから（２０１５年12月11日号）
がんになる理由は「不運」だから!?（２０１５年３月20日号）
馬鹿正直な不正直（２０１６年３月18日号）
ヒトは生まれながらの科学者（２０１５年６月５日号）
偽ブランドの品格（２０１６年３月11日号）
友とは何か（２０１６年２月26日号）
気が合うと子孫繁栄（２０１５年11月20日号）
捕食者を超えたヒト（２０１５年10月30日号）
オトナは団子よりカネ（２０１５年11月６日号）
ヒトが調理するワケ（２０１５年11月13日号）
忘れることは止められない（２０１５年１月２日・９日号）

Ⅱ

ヒトの五感のしくみ（２０１５年４月17日号）
脳が「同時」に処理できるわけ（２０１５年４月３日号）

数学が好きな人と嫌いな人（2015年8月7日号）
偏見がなくならない理由（2015年9月4日号）
失敗は成功のもと（2016年3月25日号）
クセはボーッとした脳に宿る（2015年12月25日号）
ピンチの恍惚（2015年12月18日号）
チアリーダー効果はなぜ起こる（2015年10月9日号）
ヒトの脳は協調し合う（2015年8月28日号）
苦労して手に入れるからありがたい（2015年3月27日号）
百貨店での不思議（2015年3月13日号）
時間が逆転すると記憶はどうなるか（2015年2月6日号）

III

諸刃の知識（2016年2月12日号）
聖夜に甘い刺激を（2016年1月1日・8日号）
音楽を習う別の目的（2015年9月25日号）
「私は幸せ！」は本当に幸福なのか（2015年5月22日号）
ヒトの「好み」を変える（2015年5月1日号）
「書こう」という意志の正体（2015年4月24日号）
色と脳の不思議な作用（2015年2月13日号）

読書はなぜ大切なのか？（２０１５年1月30日号）
現実と夢と幻覚のちがい（２０１５年8月14日号）

Ⅳ

愛情ホルモンの秘密（２０１５年6月12日号）
生後3カ月でモラルは生まれる（２０１５年10月2日号）
子どもの〝やる気〟は親で決まる⁉（２０１５年7月31日号）
親から虐待された子は、もっと親を愛する（２０１５年2月27日号）
禁断の果実はなぜ甘い（２０１６年2月19日号）
浮気と一途（２０１６年1月29日号）
近親婚が禁止される理由（２０１５年8月21日号）

Ⅴ

人工知能は使いよう（２０１６年1月22日号）
悩みも聞く人工知能（２０１５年11月27日号）
棋士vs.コンピューター（２０１５年7月17日号）
ヒトの遺伝子は優れている？（２０１５年7月3日号）
知能とは察して対処する力（２０１５年5月8日・15日号）

温度のチカラ（２０１５年12月４日号）
アメンボの能力は驚異的（２０１５年９月18日号）
進化する微生物テクノロジー（２０１５年６月19日号）
未来繁栄のために何をすべきか（２０１５年１月16日号）

Ⅵ

元気だしてね（２０１６年３月４日号）
ハトのリーダー養成論（２０１６年１月15日号）
消える木々と日本人（２０１５年10月23日号）
つむじの秘密（２０１５年10月16日号）
冗談は強力な武器になる（２０１５年９月11日号）
じゃんけんの必勝法（２０１５年６月26日号）
ヒトの歩行距離は地球３周半（２０１５年５月29日号）
コリアンダーはお好きですか？（２０１５年３月６日号）
ＣＭを流す本当の効果とは（２０１５年１月23日号）
ポーカーから人間社会が変わる!?（２０１５年２月20日号）
マラリアに強い血液型（２０１５年７月24日号）
人類のルーツに出会ってきました（２０１５年４月10日号）

参考文献

1 DeBruine, L.M. Facial resemblance enhances trust. Proc Biol Sci 269, 1307-1312 (2002).

2 Richter, N., Tiddeman, B. & Haun, D.B. Social Preference in Preschoolers: Effects of Morphological Self-Similarity and Familiarity. PLoS One 11, e0145443 (2016).

3 Wald, C. The aesthetic brain. Nature 526, S2-3 (2015).

4 Maner, J.K., et al. Sexually selective cognition: beauty captures the mind of the beholder. J Pers Soc Psychol 85, 1107-1120 (2003).

5 O'Doherty, J., Kringelbach, M.L., Rolls, E.T., Hornak, J. & Andrews, C. Abstract reward and punishment representations in the human orbitofrontal cortex. Nat Neurosci 4, 95-102 (2001).

6 Scott, I.M., et al. Human preferences for sexually dimorphic faces may be evolutionarily novel. Proc Natl Acad Sci U S A 111, 14388-14393 (2014).

7 Alter, A.L. & Oppenheimer, D.M. Uniting the tribes of fluency to form a metacognitive nation. Pers Soc Psychol Rev 13, 219-235 (2009).

8 Ostrove, N. & Sigall, H. Beautiful but dangerous: Effects of offender attractiveness and nature of the crime on juridic judgment. J Pers Soc Psychol 31, 410-414 (1975).

9 Tomasetti, C. & Vogelstein, B. Cancer etiology. Variation in cancer risk among tissues can be explained by the number of stem cell divisions. Science 347, 78-81 (2015).

10 Furnham, A. Belief in a just world: research progress over the past decade. Pers Indiv Diff 34, 795–817 (2003).

11 Gino, F. & Ariely, D. The dark side of creativity: original thinkers can be more dishonest. J Pers Soc Psychol 102, 445-459 (2012).

12 Stahl, A.E. & Feigenson, L. Observing the unexpected enhances infants' learning and exploration. Science 348, 91-94 (2015).

13 Gino, F., Norton, M.I. & Ariely, D. The counterfeit self: the deceptive costs of faking it. Psychol Sci 21, 712-720 (2010).

14 Fehr, E. On the economics and biology of trust. J Eur Econ Assoc 7, 235-266 (2009).

15 Engelmann, J.M. & Herrmann, E. Chimpanzees Trust Their Friends. Curr Biol 26, 252-256 (2016).

16 Ihle M., Kempenaers B., Forstmeier, W. Fitness Benefits of Mate Choice for Compatibility in a Socially Monogamous Species. PLoS Biol 13 e1002248 (2015)

17 Darimont, C.T., Fox, C.H., Bryan, H.M. & Reimchen, T.E. The unique ecology of human predators. Science 349, 858-860 (2015).

18 Watts, T.W., Duncan, G.J. & Quan, H. Revisiting the Marshmallow Test: A Conceptual Replication Investigating Links Between Early Delay of Gratification and Later Outcomes. Psychol Sci 29, 1159-1177 (2018).

19 Shoda, Y., Mischel, W. & Peake, P.K. Predicting adolescent cognitive and self-regulatory competencies from preschool delay of gratification: Identifying diagnostic conditions. Dev Psychol 26, 978–986 (1990).

20 Rosati, A.G., Stevens, J.R., Hare, B. & Hauser, M.D. The evolutionary origins of human patience: temporal preferences in chimpanzees, bonobos, and human adults. Curr Biol 17, 1663-1668 (2007).

21 Warneken, F., Rosati, A. G. Cognitive capacities for cooking in chimpanzees. Proc Royal Soc 282, 20150229 (2015)

22 Lucas, P.W., et al. A brief review of the recent evolution of the human mouth in physiological and nutritional contexts. Physiol Behav 89, 36-38 (2006).

23 Berna, F., et al. Microstratigraphic evidence of in situ fire in the Acheulean strata of Wonderwerk Cave, Northern Cape province, South Africa. Proc Natl Acad Sci U S A 109, E1215-1220 (2012).

24 Roediger, H.L. & DeSoto, K.A. Forgetting the presidents. Science 346, 1106-1109 (2014).

25 Norimoto, H. & Ikegaya, Y. Visual cortical prosthesis with a geomagnetic compass restores spatial navigation in blind rats. Curr Biol 25, 1091-1095 (2015).

26 Charrier, C., et al. Inhibition of SRGAP2 function by its human-specific paralogs induces neoteny during spine maturation. Cell 149, 923-935 (2012).

27 Dennis, M.Y., et al. Evolution of human-specific neural SRGAP2 genes by incomplete segmental duplication. Cell 149, 912-922 (2012).

28 Ikegaya, Y., et al. Synfire chains and cortical songs: temporal modules of cortical activity. Science 304, 559-564 (2004).

29 Wang, Z., et al. Who is afraid of math? Two sources of genetic variance for mathematical anxiety. J Child Psychol Psychiatry 55, 1056-1064 (2014).

30 Lyons, I.M. & Beilock, S.L. Mathematics anxiety: separating the math from the anxiety. Cereb Cortex 22, 2102-2110 (2011).

31 Sarkar, A., Dowker, A. & Cohen Kadosh, R. Cognitive enhancement or cognitive cost: trait-specific outcomes of brain stimulation in the case of mathematics anxiety. J Neurosci 34, 16605-16610 (2014).

32 Hu, X., Antony, J.W., Creery, J.D., Vargas, I.M., Bodenhausen, G.V. & Paller, K.A. Unlearning implicit social biases during sleep. Science 348, 1013-1015(2015).

33 Weisbuch, M., Pauker, K. & Ambady, N. The subtle transmission of race bias via televised nonverbal behavior. Science 326, 1711-1714 (2009).

34 Igata, H., Sasaki, T. & Ikegaya, Y. Early Failures Benefit Subsequent Task Performance. Sci Rep 6, 21293 (2016).

35 Finn, E.S., et al. Functional connectome fingerprinting: identifying individuals using patterns of brain connectivity. Nat Neurosci 18, 1664-1671 (2015).

36 Snyder, S.H. & Childers, S.R. Opiate receptors and opioid peptides. Annu Rev Neurosci 2, 35-64 (1979).

37 Walker, D. & Vul, E. Hierarchical encoding makes individuals in a group seem more attractive. Psychol Sci 25, 230-235 (2014).

38 van Osch, Y., Blanken, I., Meijs, M.H.J. & van Wolferen, J. A group's physical attractiveness is greater than the average attractiveness of its members: the group attractiveness effect. Pers Soc Psychol Bull 41, 559-574 (2015).

39 Langlois, J.H. & Roggman, L.A. Attractive faces are only average. Psychol Sci 1, 115-121 (1900).

40 Ramakrishnan, A., et al. Computing Arm Movements with a Monkey Brainet. Sci Rep 5, 10767 (2015).

41 Pais-Vieira, M., Chiuffa, G., Lebedev, M., Yadav, A. & Nicolelis, M.A. Building an organic computing device with multiple interconnected brains. Sci Rep 5, 11869 (2015).

42 Stephens, G.J., Silbert, L.J.&Hasson, U. Speaker-listener neural coupling underlies successful communication. Proc Natl Acad Sci U S A 107, 14425-14430 (2010).

43 Aronson, E. & Mills, J. The Effect of Severity of Initiation on Liking for a Group. J Abnor Soc Psychol 59, 177–181 (1959).

44 Jensen, G.D. Preference for bar pressing over "freeloading" as a function of number of rewarded presses. J Exp Psychol 65, 451-454 (1963).

45 Tarte, R.D. Contrafreeloading in humans. Psychol Rep 49, 859-866 (1981).

46 Koffer, K. & Coulson, G. Feline indolence: Cats prefer free to response-produced food. Psychonom. Sci. 24, 41–42 (1971).

47 Pöschel, T. & Gallas, J.A. Synchronization effects in the dynamical behavior of elevators. Phys Rev E Stat Phys Plasmas Fluids Relat Interdiscip Topics 50, 2654-2659 (1994).

48 Bronstein, A.M., Bunday, K.L. & Reynolds, R. What the "broken escalator" phenomenon teaches us about balance. Ann N Y Acad Sci 1164, 82-88 (2009).

49 Rayner, K., White, S.J., Johnson, R.L. & Liversedge, S.P. Raeding wrods with jubmled lettres: there is a cost. Psychol Sci 17, 192-193 (2006).

50 Perea, M., Jiménez, M., Martín-Suesta, M. & Gómez, P. Letter position coding across modalities: braille and sighted reading of sentences with jumbled words. Psychon Bull Rev 22, 531-536 (2015).

51 Ranasinghe, N., Nakatsu, R., Nii, H. & Gopalakrishnakone, P. Tongue mounted interface for digitally actuating the sense of taste. Ann Interntl Symp Wear Comput 16, 80–87 (2012).

52 Peng, Y., et al. Sweet and bitter taste in the brain of awake behaving animals. Nature 527, 512-515 (2015).

53 Sharma, A., Kraus, N., McGee, T.J. & Nicol, T.G. Developmental changes in P1 and N1 central auditory responses elicited by consonant-vowel syllables. Electroencephalogr Clin Neurophysiol 104, 540-545 (1997).

54 Shahin, A., Bosnyak, D.J., Trainor, L.J. & Roberts, L.E. Enhancement of neuroplastic P2 and N1c auditory evoked potentials in musicians. J Neurosci 23, 5545-5552 (2003).

55 Parbery-Clark, A., Skoe, E., Lam, C. & Kraus, N. Musician enhancement for speech-in-noise. Ear Hear 30, 653-661 (2009).

56 Tierney, A.T., Krizman, J. & Kraus, N. Music training alters the course of adolescent auditory development. Proc Natl Acad Sci U S A 112, 10062-10067 (2015).

57 Tierney, A., Krizman, J., Skoe, E., Johnston, K. & Kraus, N. High school music classes enhance the neural processing of speech. Front Psychol 4, 855 (2013).

58 Wojcik, S.P., Hovasapian, A., Graham, J., Motyl, M. & Ditto, P.H. Conservatives report, but liberals display, greater happiness. Science 347, 1243-1246 (2015).

59 de Lavilleon, G., Lacroix, M.M., Rondi-Reig, L. & Benchenane, K. Explicit memory creation during sleep demonstrates a causal role of place cells in navigation. Nat Neurosci 18, 493-495 (2015).

60 Brom, M., Laan, E., Everaerd, W., Spinhoven, P. & Both, S. Extinction and renewal of conditioned sexual responses. PLoS One 9, e105955 (2014).

61 Libet, B., Gleason, C.A., Wright, E.W. & Pearl, D.K. Time of conscious intention to act in relation to onset of cerebral activity (readiness-potential). The unconscious initiation of a freely voluntary act. Brain 106 (Pt 3), 623-642 (1983).

62 Hansen, T., Olkkonen, M., Walter, S. & Gegenfurtner, K.R. Memory modulates color appearance. Nat Neurosci 9, 1367-1368 (2006).

63 Pegado, F., et al. Timing the impact of literacy on visual processing. Proc Natl Acad Sci U S A 111, E5233-5242 (2014).

64 Horikawa, T., Tamaki, M., Miyawaki, Y. & Kamitani, Y. Neural decoding of visual imagery during sleep. Science 340, 639-642 (2013).

65 Power, R.A., et al. Polygenic risk scores for schizophrenia and bipolar disorder predict creativity. Nat Neurosci 18, 953-955 (2015).

66 Abraham, E., et al. Father's brain is sensitive to childcare experiences. Proc Natl Acad Sci U S A 111, 9792-9797 (2014).

67 Kosfeld, M., Heinrichs, M.,Zak, P.J., Fischbacher, U. & Fehr, E. Oxytocin increases trust in humans. Nature 435, 673-676 (2005).

68 Kim, S., Fonagy, P., Koos, O., Dorsett, K. & Strathearn, L. Maternal oxytocin response predicts mother-to-infant gaze. Brain Res 1580, 133-142 (2014).

69 Nagasawa, M., et al. Social evolution. Oxytocin-gaze positive loop and the coevolution of human-dog bonds. Science 348, 333-336 (2015).

70 Choleris, E., Pfaff, D.W. & Kavaliers, M. Oxytocin, vasopressin and related peptides in the regulation of behavior. Cambridge University Press (2013).

71 Hamlin, J.K., Wynn, K. & Bloom, P. Three-month-olds show a negativity bias in their social evaluations. Dev Sci 13, 923-929 (2010).

72 Cowell, J.M. & Decety, J. Precursors to morality in development as a complex interplay between neural, socioenvironmental, and behavioral facets. Proc Natl Acad Sci U S A 112, 12657-12662 (2015).

73 Kovas, Y., et al. Why children differ in motivation to learn: Insights from over 13,000 twins from 6 countries. Pers Individ Dif 80, 51-63 (2015).

74 McClelland, D.C. Human motivation. Cambridge University Press (1987).

75 McClelland, D.C. The achieving society. Van Nostrand (1961).

76 Rincon-Cortes, M.,et al. Enduring good memories of infant trauma: rescue of adult neurobehavioral deficits via amygdala serotonin and corticosterone interaction. Proc Natl Acad Sci U S A 112, 881-886 (2015).

77 Dutton, D.G. & Painter, S. Emotional attachments in abusive relationships: a test of traumatic bonding theory. Violence Vict 8, 105-120 (1993).

78 Dutton, D.G. & Painter, S.L. Traumatic Bonding: The development of emotional attachments in battered women and other relationships of intermittent abuse. Victimology 6, 139-155 (1981).

79 Wright, H.F. The effect of barriers upon strength of motivation. in Child behavior and development: A course of representative studies (eds. Barker, R.G., Kounin, J.S. & Wright, H.F.) 379-396 (McGraw-Hill, 1943).

80 Aronson, E. & Carlsmith, J.M. Effect of the severity of threat on the devaluation of forbidden behavior. J Abnorm Soc Psychol 66, 584-588 (1963).

81 Allen, V.L. & Allen, P.S. On the attractiveness of forbidden objects. Dev Psychol 10, 871-873 (1974).

82 Insel, T.R., Wang, Z.X. & Ferris, C.F. Patterns of brain vasopressin receptor distribution associated with social organization in microtine rodents. J Neurosci 14, 5381-5392 (1994).

83 Cho, M.M., DeVries, A.C., Williams, J.R. & Carter, C.S. The effects of oxytocin and vasopressin on partner preferences in male and female prairie voles (Microtus ochrogaster). Behav Neurosci 113, 1071-1079 (1999).

84 Lim, M.M., et al. Enhanced partner preference in a promiscuous species by manipulating the expression of a single gene. Nature 429, 754-757 (2004).

85 Young, L.J., Nilsen, R., Waymire, K.G., MacGregor, G.R. & Insel, T.R. Increased affiliative response to vasopressin in mice expressing the V1a receptor from a monogamous vole. Nature 400, 766-768 (1999).

86 Walum, H., et al. Genetic variation in the vasopressin receptor 1a gene (AVPR1A) associates with pair-bonding behavior in humans. Proc Natl Acad Sci U S A 105, 14153-14156 (2008).

87 Okhovat, M., et al. Sexual fidelity trade-offs promote regulatory variation in the prairie vole brain. Science 350, 1371-1374 (2015).

88 Lukas, D. & Clutton-Brock, T. Cooperative breeding and monogamy in mammalian societies. Proc Biol Sci 279, 2151-2156 (2012).

89 Okhovat, M., Berrio, A., Wallace, G., Ophir, A.G. & Phelps, S.M. Sexual fidelity trade-offs promote regulatory variation in the prairie vole brain. Science 350, 1371-1374 (2015).

90 Joshi, P.K., et al. Directional dominance on stature and cognition in diverse human populations. Nature 523, 459-462 (2015).

91 Winder, N.P. & Winder, I.C. Complexity, compassion and self-organisation: human evolution and the vulnerable ape hypothesis. Int archaeol 40(2015).

92 Lake, B.M., Salakhutdinov, R. & Tenenbaum, J.B. Human-level concept learning through probabilistic program induction. Science 350, 1332-1338 (2015).

93 Stajic, J., Stone, R., Chin, G. & Wible, B. Artificial Intelligence. Rise of the machines. Science 349, 248-249 (2015).

94 Bohannon, J. The synthetic therapist. Science 349, 250-251 (2015).

95 Puri, P. Computers wrote 1 billion articles last year. Will journalists soon be extinct? Catchnews 15, June (2015).

96 Podolny, S. If an algorithm wrote this, How would you even know? New York Times 7, March (2015).

97 Consortium, C.S.a.A. Initial sequence of the chimpanzee genome and comparison with the human genome. Nature 437, 69-87 (2005).

98 Kachroo, A.H., et al. Systematic humanization of yeast genes reveals conserved functions and genetic modularity. Science 348, 921-925 (2015).

99 Hinton, G.E., Osindero, S. & Teh, Y.W. A fast learning algorithm for deep belief nets. Neural Comput 18, 1527-1554 (2006).

100 Fukushima, K. Neocognitron: a self organizing neural network model for a mechanism of pattern recognition unaffected by shift in position. Biol Cybern 36, 193-202 (1980).

101 Mnih, V., et al. Human-level control through deep reinforcement learning. Nature 518, 529-533 (2015).

102 Bestion, E., Teyssier, A., Richard, M., Clobert, J. & Cote, J. Live Fast, Die Young: Experimental Evidence of Population Extinction Risk due to Climate Change. PLoS Biol 13, e1002281 (2015).

103 Burke, M., Hsiang, S.M. & Miguel, E. Global non-linear effect of temperature on economic production. Nature 527, 235-239 (2015).

104 Hut, R.A., Pilorz, V., Boerema, A.S., Strijkstra, A.M. & Daan, S. Working for food shifts nocturnal mouse activity into the day. PLoS One 6, e17527 (2011).

105 Koh, J.S., et al. BIOMECHANICS. Jumping on water: Surface tension-dominated jumping of water striders and robotic insects. Science 349, 517-521 (2015).

106 Vincent, J.F., Bogatyreva, O.A., Bogatyrev, N.R., Bowyer, A. & Pahl, A.K. Biomimetics: its practice and theory. J R Soc Interface 3, 471-482 (2006).

107 Waltz, E. Engineers of scent. Nat Biotechnol 33, 329-332 (2015).

108 Bruyère J., d.L. Children have neither a past nor a future. Thus they enjoy the present -- which seldom happens to us. The Characters of Jean de La Bruyère.

109 Hauser, O.P., Rand, D.G., Peysakhovich, A. & Nowak, M.A. Cooperating with the future. Nature 511, 220-223 (2014).

110 Burkett, J.P., et al. Oxytocin-dependent consolation behavior in rodents. Science 351, 375-378 (2016).

111 Gross, M. Animal moves reveal bigger picture. Curr Biol 25, R585-588 (2015).

112 Kays, R., Crofoot, M.C., Jetz, W. & Wikelski, M. Terrestrial animal tracking as an eye on life and planet. Science 348, aaa2478 (2015).

113 Pettit, B., Ákos, Z., Vicsek, T. & Biro, D. Speed Determines Leadership and Leadership Determines Learning during Pigeon Flocking. Curr Biol 25, 3132-3137 (2015).

114 Crowther, T.W., et al. Mapping tree density at a global scale. Nature 525, 201-205 (2015).

115 Rigal, R. Right-left orientation: development of correct use of right and left terms. Percept Mot Skills 79, 1259-1278 (1994).

116 Wolf, S.M. Difficulties in right-left discrimination in a normal population. Arch Neurol 29, 128-129 (1973).

117 Hjelmervik, H., Westerhausen, R., Hirnstein, M., Specht, K. & Hausmann, M. The neural correlates of sex differences in left-right confusion. Neuroimage 113, 196-206 (2015).

118 Klar, A.J. Human handedness and scalp hair-whorl direction develop from a common genetic mechanism. Genetics 165, 269-276 (2003).

119 Cantor, J.R. What is funny to whom? The role of gender. J Comm 26, 164-172 (1976).

120 Burma, J.H. Humor as a technique in race conflict. Am Soc Rev 11, 710-715 (1946).

121 Linhart, S. Ken no bunkashi. Kadokawa (1998).

122 Templeton, G. Rock Paper Scissors robot wins 100% of the time. Extreme Tech 18, September (2015).

123 Brooks, M. Rock, paper or scissors? New Scientist 196, 66-67 (2007).

124 Wang, Z., Xu, B. & Zhou, H.J. Social cycling and conditional responses in the Rock-Paper-Scissors game. Sci Rep 4, 5830 (2014).

125 Collins, S.H., Wiggin, M.B. & Sawicki, G.S. Reducing the energy cost of human walking using an unpowered exoskeleton. Nature 522, 212-215 (2015).

126 Eriksson, N., et al. A genetic variant near olfactory receptor genes influences cilantro preference. Flavour 1(2012).

127 Zajonc, R.B. Attitudinal effects of mere exposure. J Pers Soc Psychol 9, 1-27 (1968).

128 Brown, N. & Sandholm, T. Superhuman AI for multiplayer poker. Science 365, 885-890 (2019).

129 Bowling, M., Burch, N., Johanson, M. & Tammelin, O. Heads-up limit hold'em poker is solved. Science 347, 145-149 (2015).

130 Goel, S., et al. RIFINs are adhesins implicated in severe Plasmodium falciparum malaria. Nat Med 21, 314-317 (2015).

131 Carlson, J. & Wahlgren, M. Plasmodium falciparum erythrocyte rosetting is mediated by promiscuous lectin-like interactions. J Exp Med 176, 1311-1317 (1992).

132 Lester, D. Predicting suicide in nations. Arch Suicide Res 9, 219-223 (2005).

133 Skinner, M.M., et al. Human-like hand use in Australopithecus africanus. Science 347, 395-399 (2015).

本書は、２０１５年１月2−9日号から、２０１６年３月25日号に掲載された「週刊朝日」の連載「パテカトルの万脳薬」から抜粋し、加筆、再編集しました。日付や肩書は、掲載された時点を参照時としました。

プロフィール

池谷裕二（いけがや・ゆうじ）

1970年、静岡県生まれ。薬学博士、東京大学薬学部教授。神経の可塑性を研究することで、脳の健康や老化について探求している。2013年、日本学士院学術奨励賞を受賞。著書に『進化しすぎた脳』（講談社）、『脳はみんな病んでいる』（共著・中村うさぎ／新潮社）、『ココロの盲点（完全版）』（講談社）、『メンタルローテーション』（扶桑社）、『脳はなにげに不公平』（朝日文庫）、『できない脳ほど自信過剰』（朝日新聞出版）など。近著に『モヤモヤそうだんクリニック』（共著・ヨシタケシンスケ／NHK出版）。

DTP　斉藤よしのぶ＋斉藤早和子
カバー装丁　斉藤よしのぶ
カバー装画　佐々木一澄
本文イラスト　池谷 香

脳《のう》はすこぶる快楽主義《かいらくしゅぎ》　パテカトルの万脳薬《ばんのうやく》

2020年10月30日　第1刷発行

著　者　池谷裕二《いけがやゆうじ》
発行者　佐々木広人
発行所　朝日新聞出版
〒104-8011　東京都中央区築地5-3-2
電話　03-5541-8767（編集）
03-5540-7793（販売）

印刷製本　凸版印刷株式会社

©2020 Yuji Ikegaya. Published in Japan by Asahi Shimbun Publications Inc.

ISBN978-4-02-331789-5

定価はカバーに表示してあります。
落丁・乱丁の場合は弊社業務部（電話03-5540-7800）へご連絡ください。
送料弊社負担にてお取り替えいたします。

朝日新聞出版

池谷裕二の本

脳はなにげに不公平

パテカトルの万脳薬

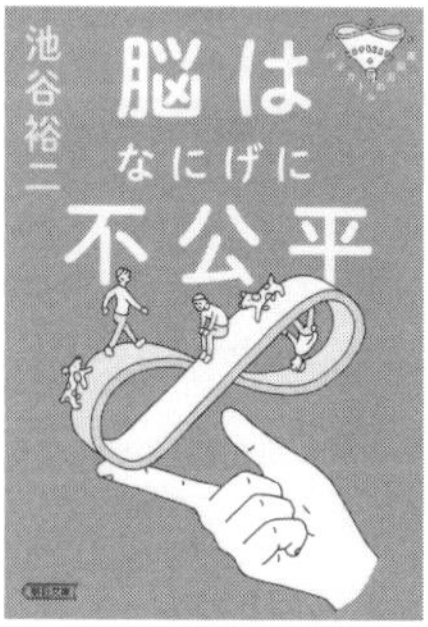

人気の脳研究者が厳選した、おもしろくて、ちょっぴり不公平な脳の話と最新の科学知見を集めたパテカトルシリーズ第1弾！

朝日新聞出版

池谷裕二の本

できない脳ほど自信過剰

パテカトルの万脳薬

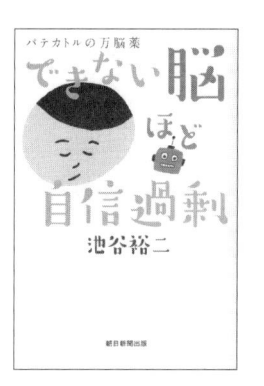

実は脳はうぬぼれやすかった……。脳の不思議なクセと、科学の最新知見を人気脳研究者が綴ったパテカトルシリーズ第２弾！